JN307661

患者さんのための
インプラント

―インプラントの正しい知識―

著　佐藤　甫幸
佐藤　毅

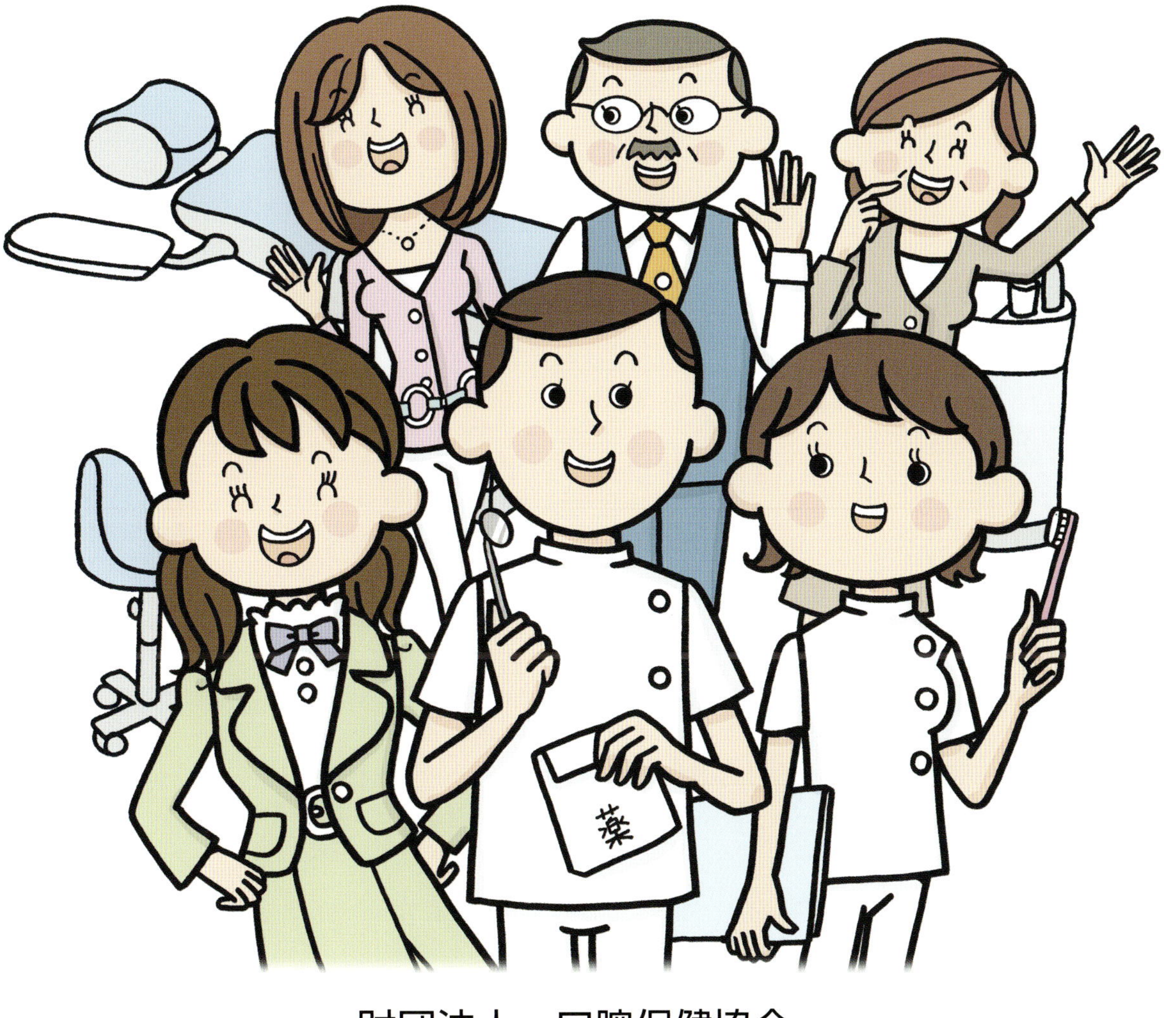

財団法人　口腔保健協会

本書を読んでいただく前に

口腔インプラント(以下インプラント)という言葉が、歯科医療の一つの方法として、近年広く国民の間に浸透してきました。しかし、どのような治療法なのか、どんな場合でも治療できるのかなどの、具体的な内容を知らない患者さんが多いことも事実です。

インプラントは、歯を失った後に入れる方法(補綴法といいます)の一つですが、義歯などと違ってとても快適で、良好に咀嚼ができる夢の治療法です。そのため、インプラントを行うには、インプラントを入れる部分の骨量の問題や、インプラントを行う歯科医師の技術的問題など、考慮しなければならない問題も多くあります。インプラント治療を安全に行う近道はこれらの重要な点について、患者さん自身が良く理解することであると考え、本書を刊行致しました。本書を読まれたことによって、わからないところを歯科医師に聞いてください。そして治療法をよく理解してくださることを願っています。

本書の構成は次のとおりです。①大まかな口腔領域の解剖を知っていただく必要があります。②その上で、診査からメインテナンスに至るまでの、インプラント治療の流れを把握してください。③インプラントと義歯・ブリッジとの違いを述べ、再度インプラント治療法の各段階について、X線写真やイラストを使用して、詳しい解説があります。④インプラント治療は外科処置ですから、手術後に留意しなければならないことも多くあります。この点についても、ある程度詳しく述べてみました。⑤さらに、インプラントは顎の骨の量が問題ですから、骨がない場合はどうするのかについても、説明しました。⑥以上の大まかな知識が得られたら、実際の症例について見て頂きたいと思います。上顎、下顎、前歯、奥歯などのうち1本だけ歯がない場合、奥歯が2、3本なくなってしまった場合、もっと多くの歯がなくなった場合、歯がすべてなくなった場合を、X線写真により紹介してあります。自分の場合はどれに該当するかわかるはずです。

インプラント治療は大変な苦労をして行うものですから、治療が終了したら、できるだけ長持ちするよう努力して頂く必要がありますので、その点についても記述しました。これで大体の治療法が理解できると思います。また、ここまでで書ききれなかった点について、Q&A形式で補足してあります。

最後に、インプラント治療を受診する前に歯科医師が知りたい内容(質問表)と、患者さん自身がインプラントを行うべきかどうかの判断基準(チェックリスト)を巻末に付け加えましたので、ご利用ください。

2007年3月

佐藤甫幸

目次

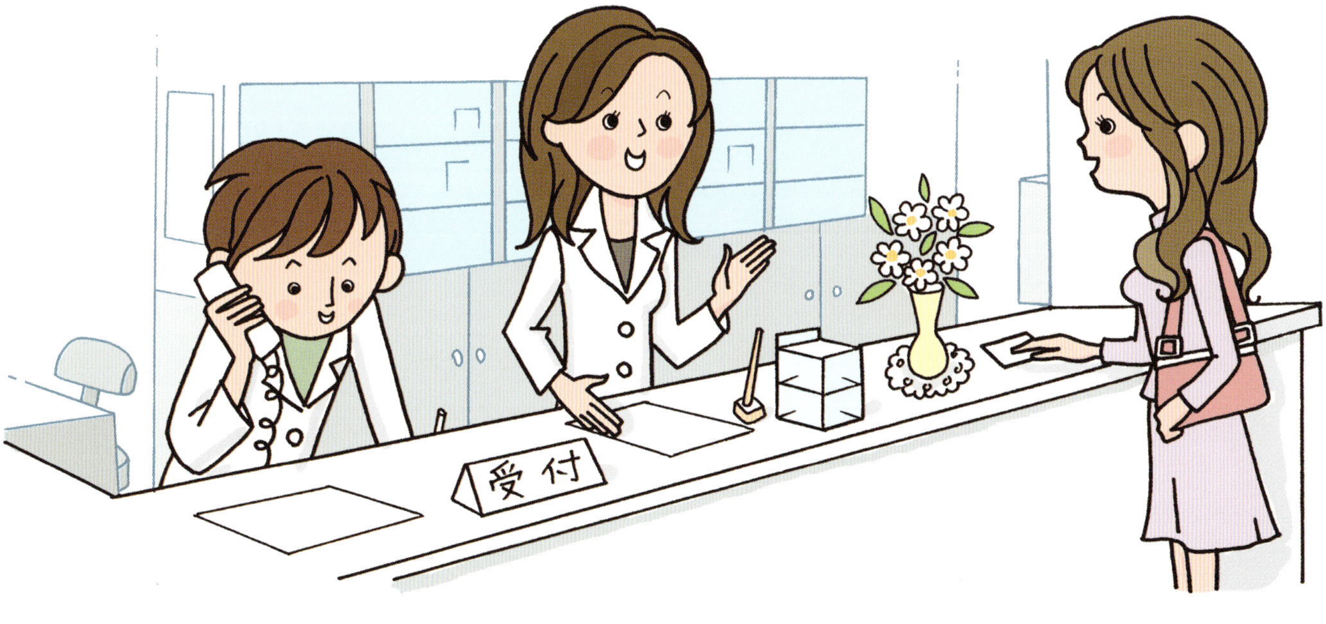

目 次

口腔領域の解剖

口腔領域は、上顎骨・下顎骨・舌・頬粘膜・顎関節・歯・歯肉などからなっています。

図１に示すように、上顎骨と眼窩（眼のある所）の間は上顎洞といって、空洞になっていますが、ここに膿がたまる病気が上顎洞炎（蓄膿症）です。上顎の歯が抜けると、上顎洞までの距離が短くなって、インプラントがむずかしくなります。

図１に示すように、下顎骨の中には神経（下歯槽神経）が走っており、口唇・舌・歯などの感覚を司っています。歯が抜けて歯槽骨の吸収がひどくなると、下歯槽神経までの距離が少なくなって、インプラントがむずかしくなります。

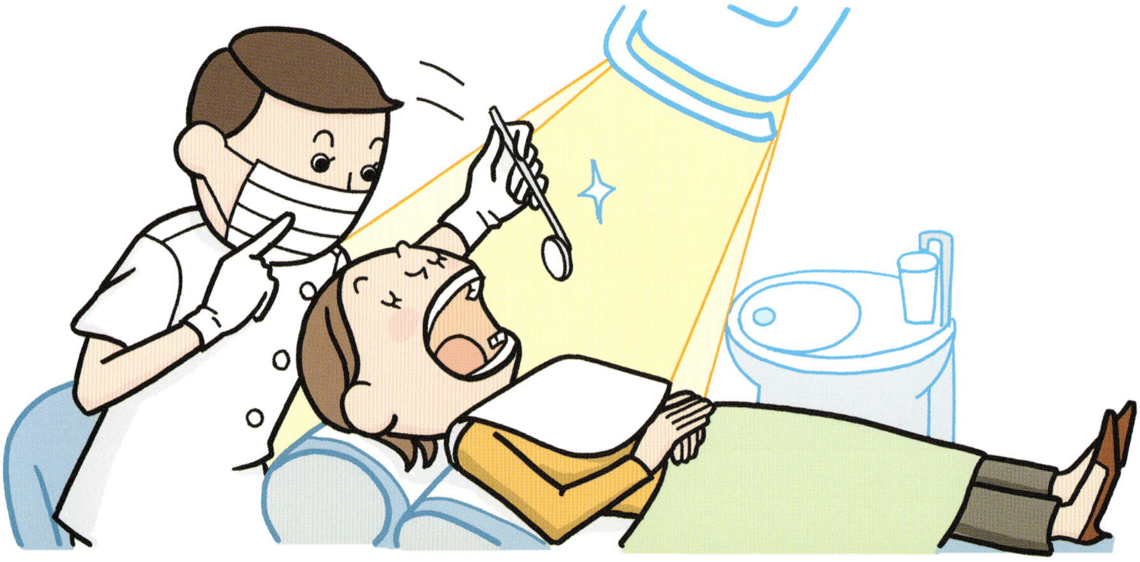

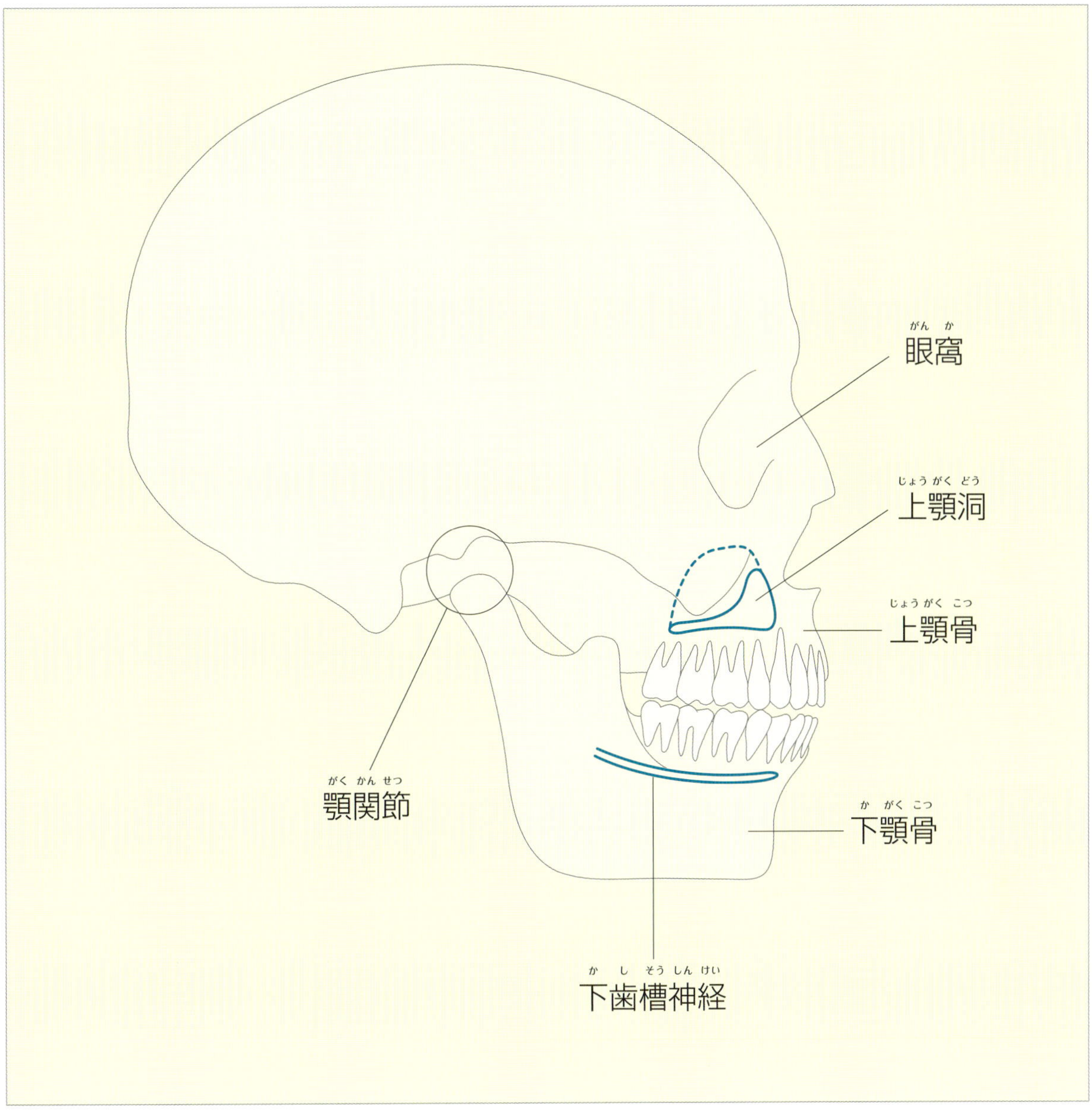

図1　知っておくべき口腔領域の部位

インプラントとは

インプラントは、入れ歯と違い、まるで自分の歯でかんでいるような“かみ心地”で、見た目にも大変きれいです。入れ歯のような違和感や外れるような不安もありません。

では、インプラントとは、どんな治療方法なのかをご理解いただこうと思います。

ひとことで説明すると、図 2 にあるように、あごの骨に、歯の根のかわりに人体に無害な特殊な金属を埋め込み、その上に人工の歯をつけるものです。しかし、簡単な治療ではありませんので、歯・口の状態によっては手術ができない場合があります。参考までに本来の歯〈天然歯〉の状態を図 3 で示してあります。

インプラント治療をご理解いただき、歯医者さんときちんと相談してください。

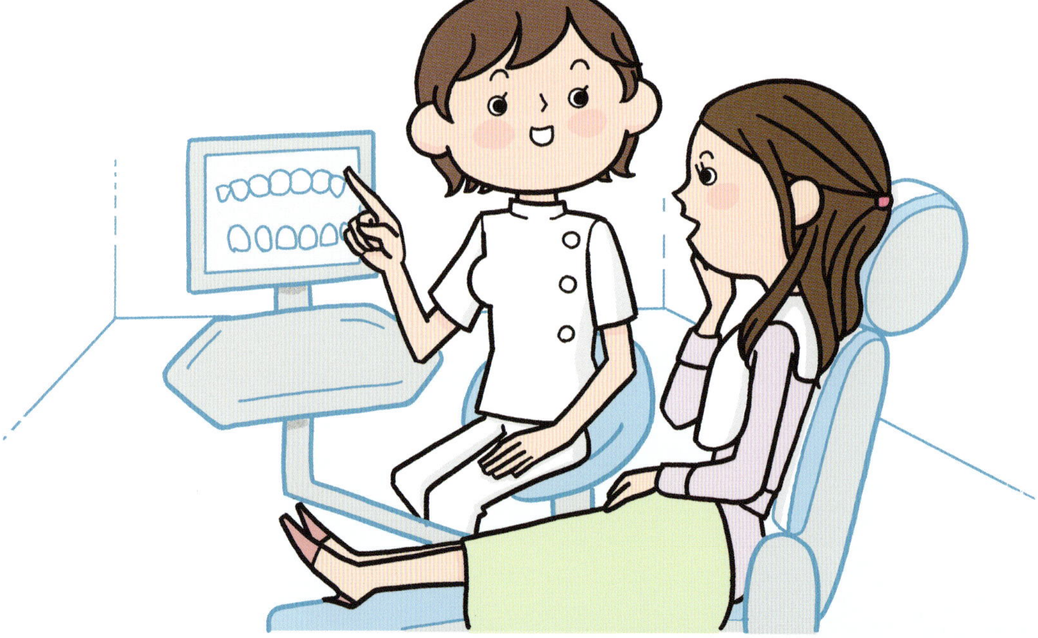

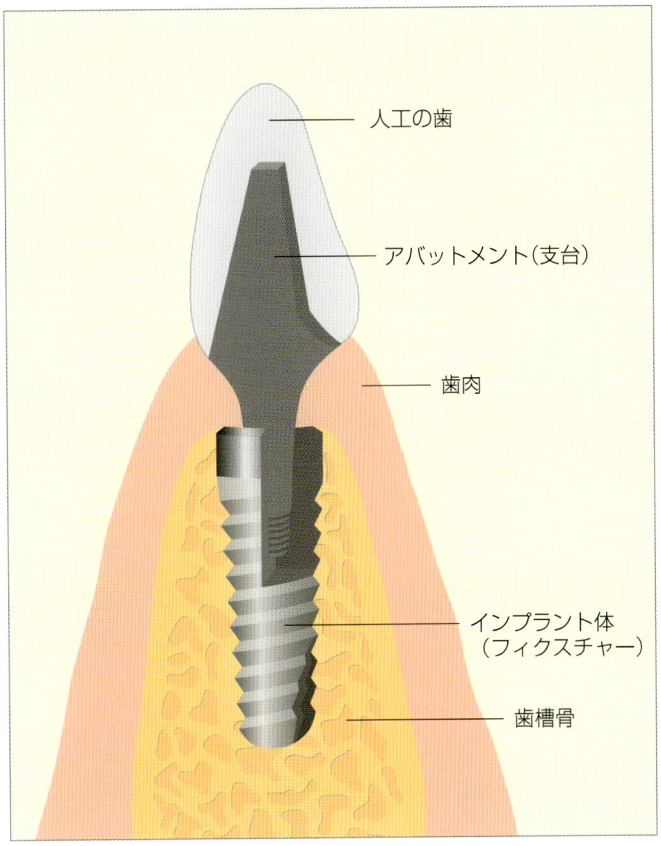

図2　インプラント

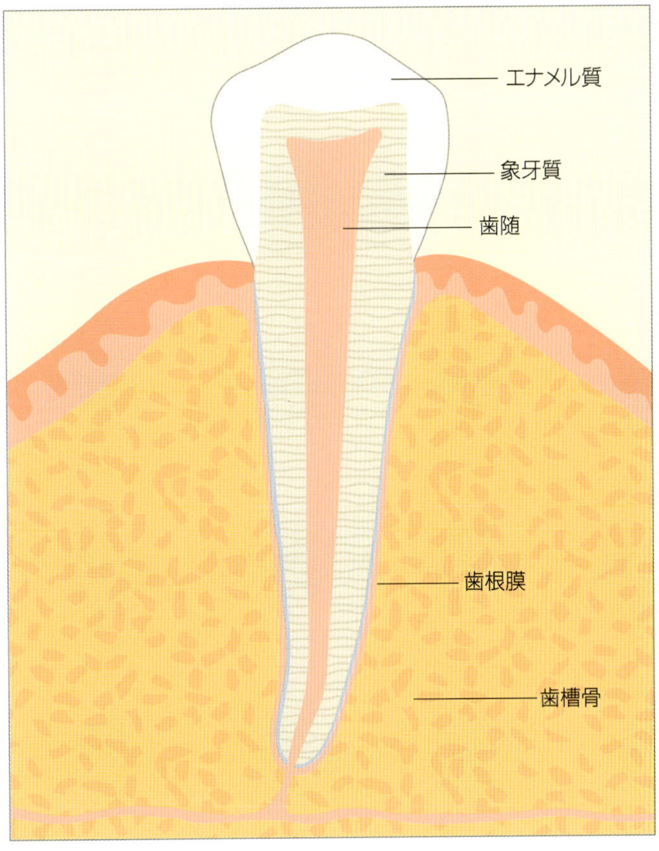

図3　本来の歯

インプラント治療の進め方

インプラント治療は、診察・診断からはじまって、2回の手術を行うなど半年近く治療期間が必要です。

❶ 診査・診断

治療部分の骨の状態
歯肉の状態　　　　　　をチェック
かみ合せの状態

診断の結果インプラントができない場合は手術は中止

❷ 治療計画

診査・診断をもとに
治療計画を立てる

③ 第一段治療

歯周病の治療
不良な詰め物のやり直しや
かみ合わせを整える

④ 埋入手術 （1次手術）

インプラント体を
顎の骨に埋め込む手術

⑤ 支台の連結 （2次手術）

3～6カ月後インプラント体
と骨が結合するので、インプ
ラント体に支台を結合させる

⑥ 補綴（ほてつ）処置

全体のバランスが
整った時点で、
人工の歯をかぶせる

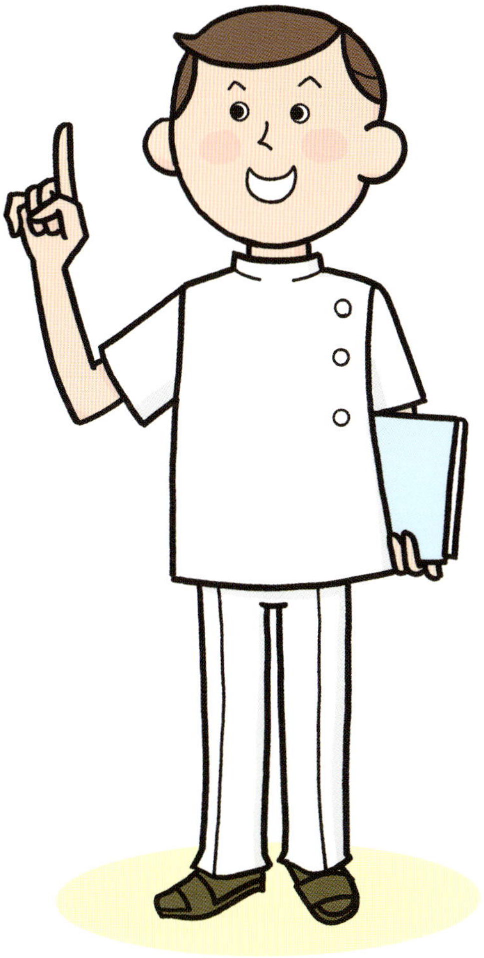

⑦ メインテナンス

治療は終了したが、日々のケア
が快適な食生活をもたらすので
継続的な管理が必要

誰にでもできるのだろうか

インプラントは顎の骨に金属を埋め込む手術を行うため、顎の骨が少ない場合などはできません。これを禁忌症といいます。また外科的小手術を伴うため、術前に歯医者さんと相談し、インプラントに適応できる（適応症）かどうかを検討してもらってください。

◇インプラントができない人◇

◎重篤な全身疾患がある
　糖尿病・骨粗しょう症・循環器疾患・肝疾患・呼吸器疾患・腎疾患・リウマチ・血液疾患・甲状腺機能障害、免疫不全など

◎精神疾患がある

◎チタンアレルギー（インプラントの素材として用いられるチタン金属によって発疹などが皮膚にできるアレルギー）がある

◎顎の骨の量（インプラント体は通常8mm以上の長さと4mm以上の直径がありますので、埋め込む場所の骨に厚みと幅が十分必要になります）が少ない

◎体内に異物を埋め込むことに対して違和感がある

◎悪習癖（食いしばり、歯軋りなど）がひどい

◎口腔清掃が良くない

◆インプラントが可能な人◆

◎口腔外科小手術(例えば抜歯など)に耐えられる全身状態である

◎義歯によって生じる次のような問題がある

- ●義歯を入れると十分な咀嚼ができない
- ●義歯の素材であるレジンに対してアレルギーがある
- ●義歯に対して審美的に不満足
- ●義歯では発音障害がある
- ●義歯により味覚障害がおこる
- ●義歯で強い嘔吐反応がある
- ●義歯を入れると痛みがある
- ●顎の骨の隆起があって義歯ができない
- ●義歯に対して心理的に拒絶がある

◎ブッリジをするために健全な自分の歯を削りたくない

◎骨が十分あるか骨再生法(顎の骨を新しく作ること)が可能

◎全身疾患がないか、あっても十分コントロールされている

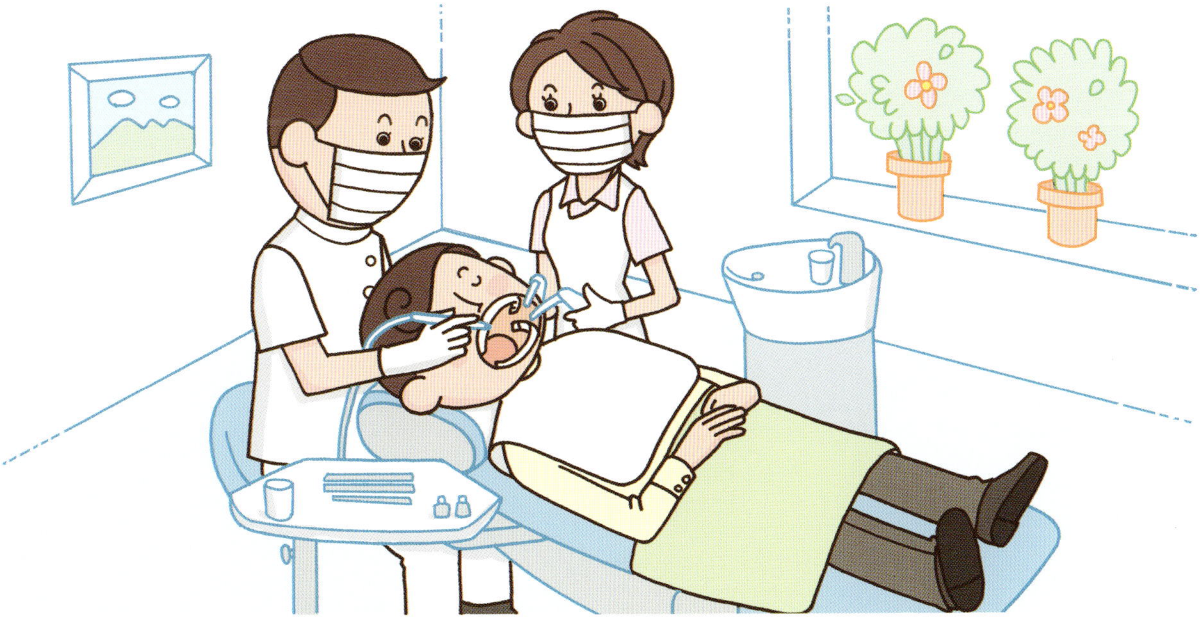

インプラントと入れ歯の違い

むし歯や歯周病で歯を失なった時、通常は人工の歯を作ります。人工の歯には取り外しのできる義歯（総入れ歯や部分入れ歯）と、取り外しをしないブリッジがあります。

義歯は、違和感がある・かみにくいほか、義歯を支えるための鈎（クラスプ）により自分の歯をいためるなどの欠点があります。ブリッジは違和感も少なく、咀嚼も良好ですが、自分の歯を削るという大きな欠点があります。いずれにせよ、自分の良い歯を犠牲にすることになります。

これに対して、インプラントは顎の骨にインプラント体（チタン金属製）を埋め込んで人工の歯根を作り、それを支えにしてその上に歯をかぶせる方法です。違和感もなく、咀嚼も良好で、自分の他の歯をいためることもありません。

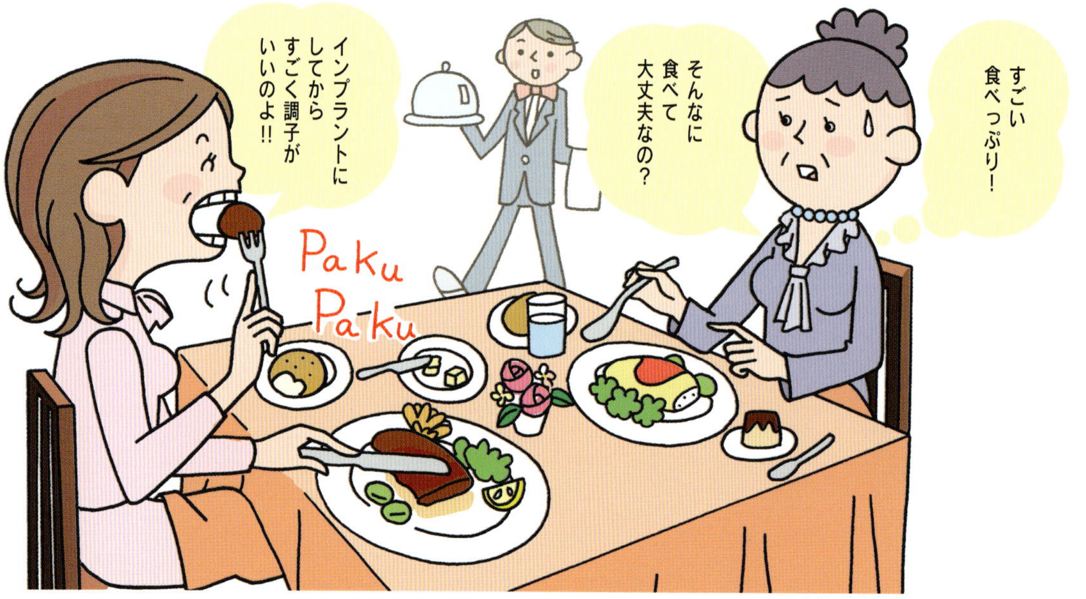

義歯とブリッジとインプラントの違い

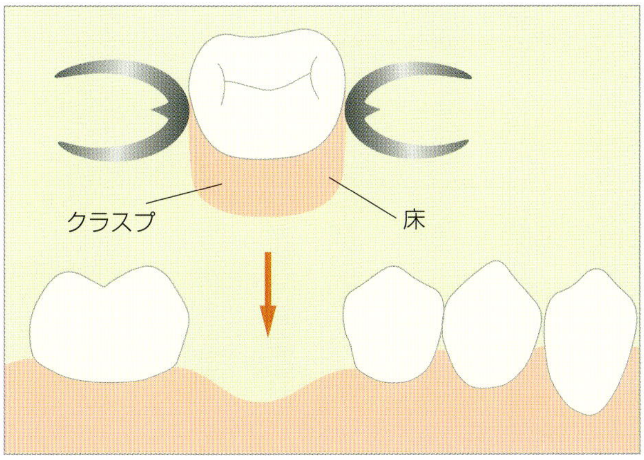

4-a　義歯

クラスプをかけられた歯が
　むし歯になりやすい
クラスプをかけられた歯が弱る
かむ力が弱い
発音をしにくい場合がある

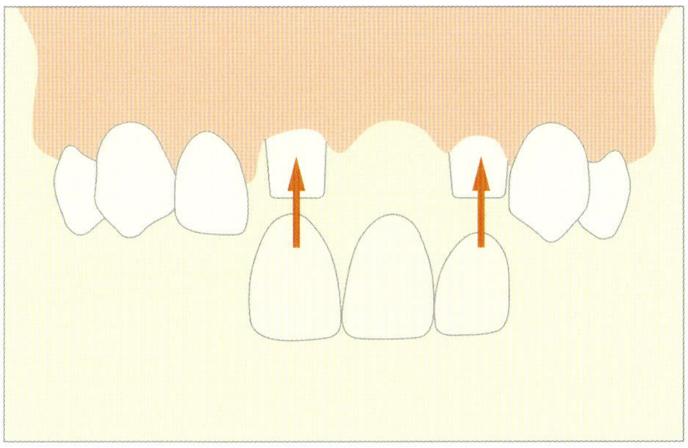

4-b　ブリッジ

自分の歯を削らなければならない
発音などの違和感は少ない
義歯よりかむ力はある

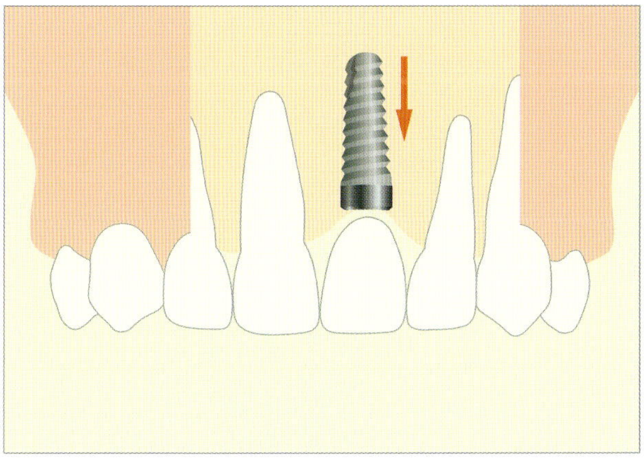

4-c　インプラント

自分の歯を削る必要がない
強い力でかめる
見た目が自然である

インプラントの治療法

まずインプラントができるかどうかの診断をします。
問診、触診、視診、画像検査(X線撮影、CTなど)、石膏模型により診断します。必要があれば血液検査も行います。
診断の結果インプラントができない場合もあります。また、1次手術の前に他の歯の虫歯や歯周病を処置しておく必要もあります。

インプラント体を埋め込む手術(1次手術)をします。

インプラント体（フィクスチャーといいます）を顎の骨に埋め込む手術です。
通常は抜歯と同じ程度と考えてください。
手順は以下のようになります。

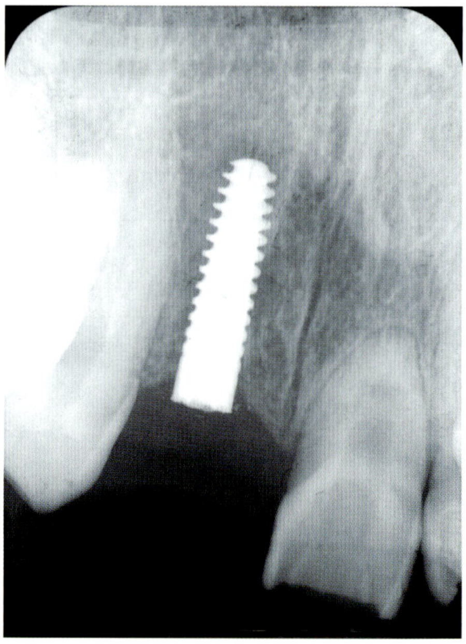

1. 麻酔をする

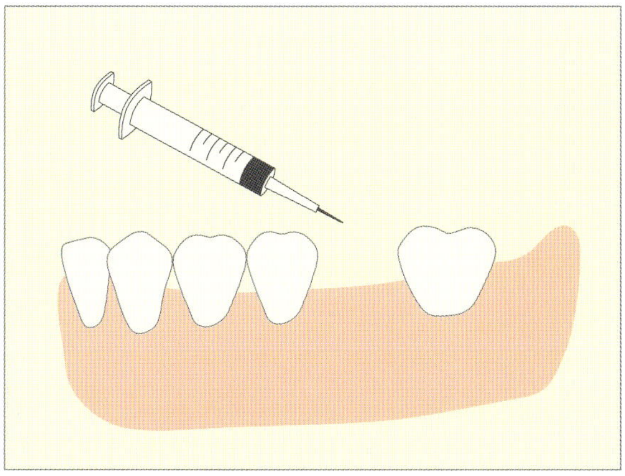

2. 歯肉の切開をする

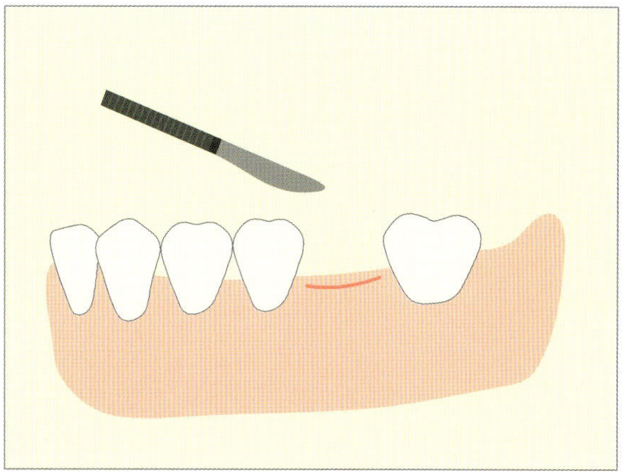

3. 切開した歯肉を開いて
骨を露出させる

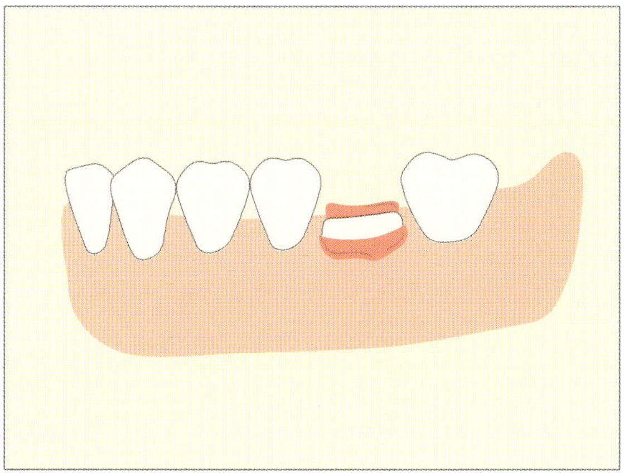

4. 骨にドリルで穴をあける

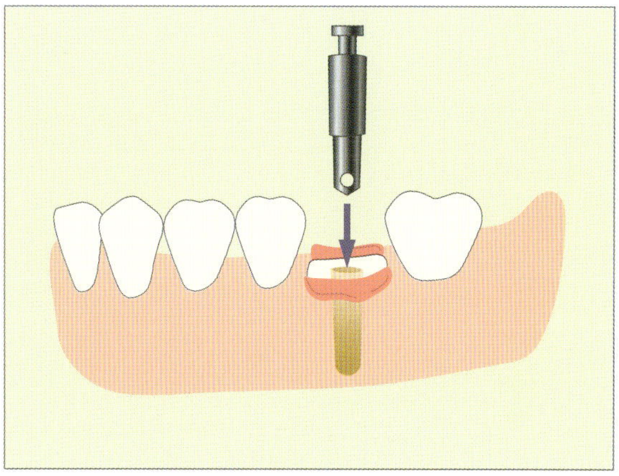

5. インプラント体を埋め込む

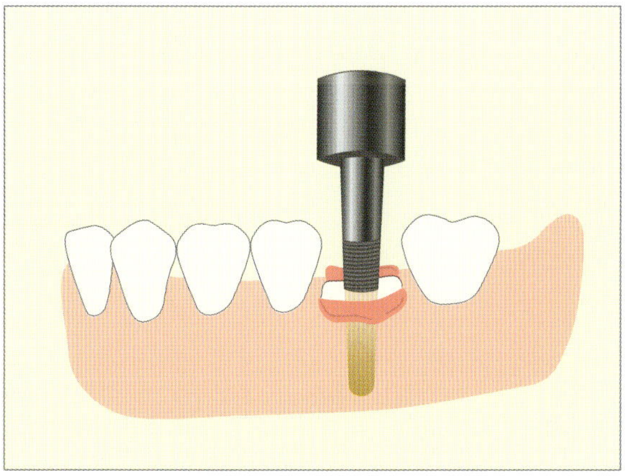

6. 縫合をする

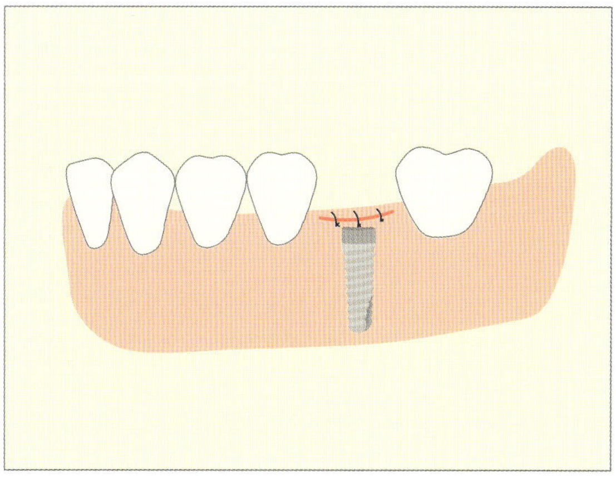

支台を連結（2次手術）します。

支台を入れる前に、歯肉の形を整えるためのキャップ（ヒーリングキャップ）を数日入れます。

１次手術から３〜６カ月すると、インプラント体は骨と結合（オッセオインテグレーション）しますので、埋め込んだインプラント体に支台（アバットメントといいます）を結合します。
１次手術より簡単です。

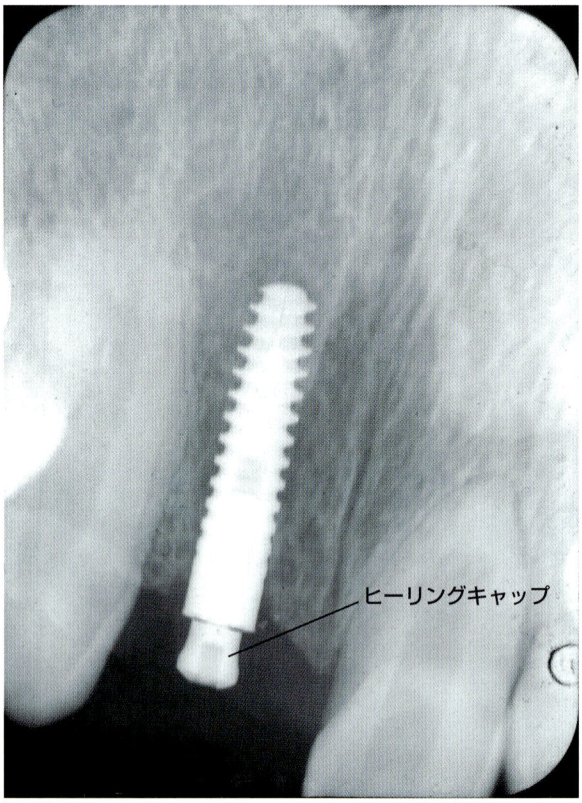

歯をかぶせます（補綴処置）。

支台の上に、人工の歯（金属でも、セラミックでも良い）をかぶせます。

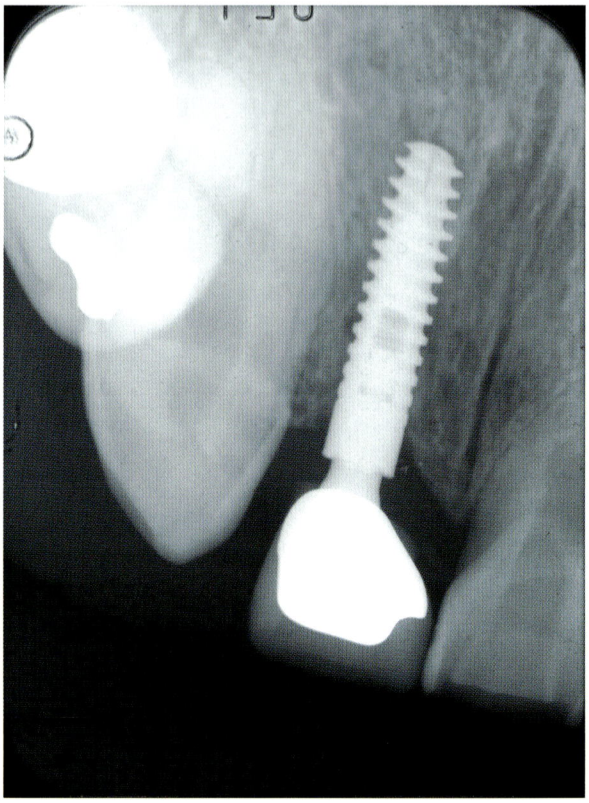

手術後の注意

6章

① 抗生物質（抗菌剤）の飲み方

手術後は口の中の細菌が血管の中に入ってしまいます。このため、一時的に血液の中に細菌が入る病気（菌血症）になります。この時、抗菌剤を服用していないと、敗血症という死に至る病気を引き起こす可能性が高くなります。したがって、これを防ぐために、処方された抗菌剤は指示通りに服用してください。

② 腫れに関して

手術後は多くの場合、腫れを引き起こします。腫れている時間や腫れの出現時期は人によって違います。手術後 3 日目や 4 日目に腫れのピークが現れる人もいれば、もっと遅い人もいます。それは自分の持つ免疫力や外の環境（寒い時期と暑い時期の違い）、術後の生活（安静にしているかいないか）などによって変わります。
また、手術部位によっても、腫れる範囲は異なります。上顎ならば腫れが目の下まで及ぶこともありますし、下顎ならば首のあたりまで腫れることもあります。このような場合、多くはリンパ節の腫れと押して感じる痛み（圧痛）を伴います。腫れに関しては、きちんと抗菌剤を服用していれば、ほとんどの場合、7 日以内に消えます。腫れている部分は特に冷やす必要はありません。冷やしすぎるとかえって腫れのひきが遅くなります。

③ 痛みに関して

痛みも腫れと同様、人それぞれです。基本的には処方された痛み止めを痛い時だけ服用してください。

④ 出血に関して

多くの場合、唾液に混じって薄い血が出ることがありますが、心配しないでください。
何もしなくてもだらだらと血がでるようなら、担当医に連絡してください。

⑤ 痛みに関して

手術当日の運動、飲酒、熱い風呂への入浴はさけてください。シャワーなら結構です。
食事はきちんととってください。咬めない場合はおかゆなどの流動食でも結構です。
処方された薬を飲んで副作用(めまい、発疹などの異常な症状)が現れた場合はすぐに担当医に連絡してください。

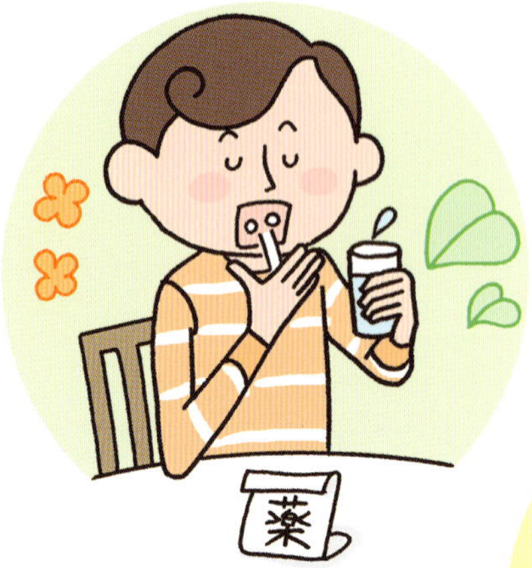

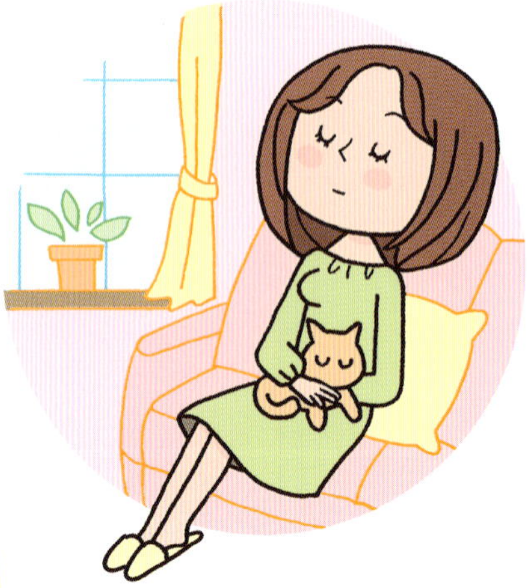

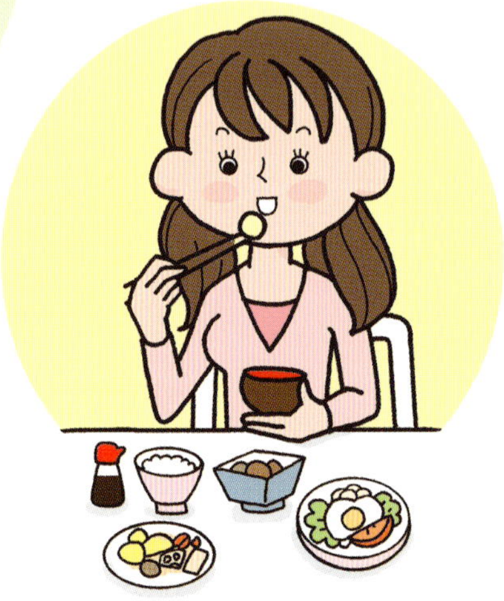

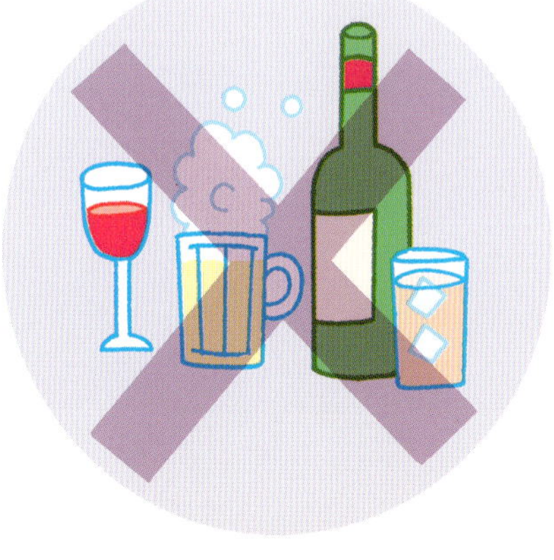

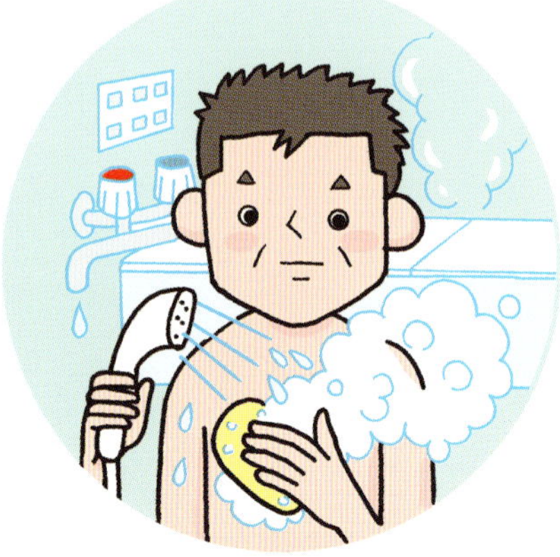

7章 骨が少ない場合はどうするか

インプラントは顎の骨に金属(チタン製)の人工歯根を埋め込むので、埋め込むのに十分な骨がない場合は、インプラントはできません。しかし、場合によっては必要な量の骨をつくり出す(再生させる)ことも可能です。次のような方法があります。

① 骨移植(こついしょく)

手術部位以外の場所から必要量の骨を取ってきて、手術部位に移植して骨の量をふやします。

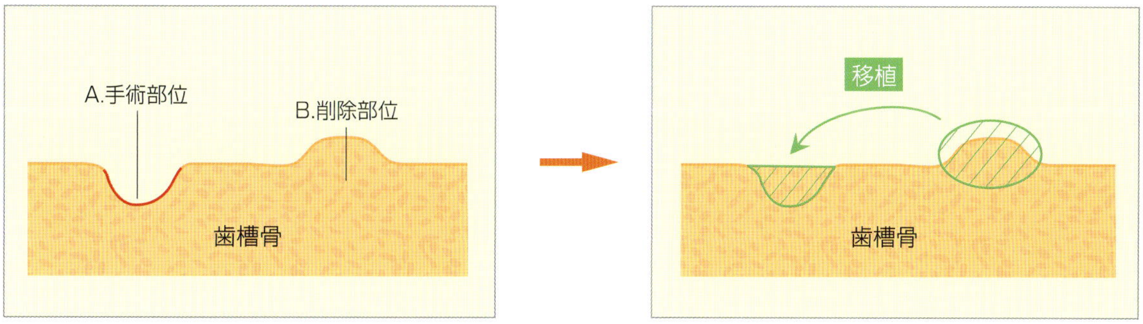

※　移植には自家骨(自分の骨)と人工骨(人工的に作った骨)のどちらかを使用する方法がありますが、この図は自家骨移植の例です。

※　A(手術部位)の部分はインプラント治療に必要な骨がないため、B(削除部位)より移植する(自家骨移植の例)。

② 骨組織誘導再生法
(GBR：Guided Bone Regeneration)

歯肉と骨の間に特殊なメンブレン(遮蔽膜)を一定期間入れて、膜の下に骨を再生させます。

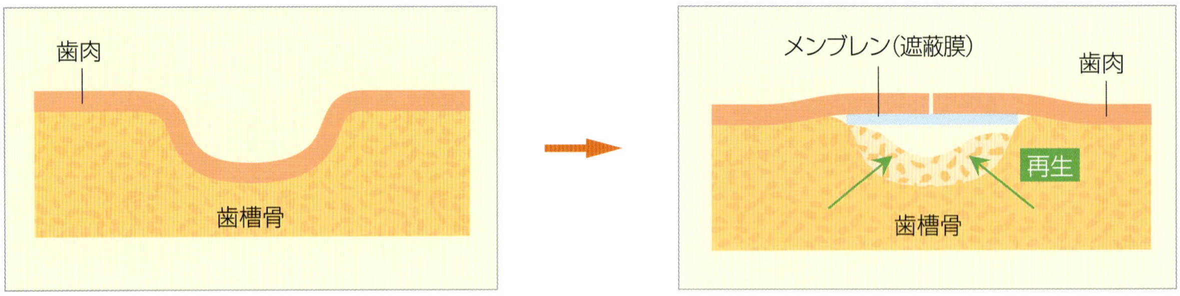

③ 上顎洞挙上法
(Sinus Lift/ Sinus Elevation/ Socket Lift)

上顎の歯槽骨が吸収すると、上顎洞との間の骨量が少なくなり、インプラントを埋め込むことが困難になります。この場合は上顎洞(7頁参照)を持ち上げる方法(上顎洞の壁からアプローチするサイナスリフト法、歯槽骨頂からアプローチするソケットリフト法など)があります。また、必ず骨移植を併用します。

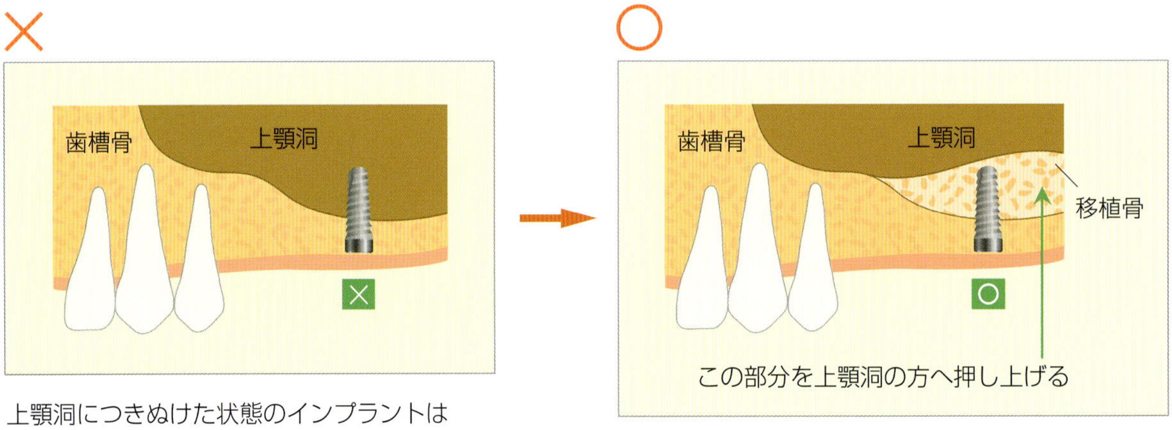

上顎洞につきぬけた状態のインプラントは
炎症の原因になります

4 下歯槽神経血管束移動（かしそうしんけいけっかんそくいどう）

下顎の歯槽骨が吸収すると、舌や口唇などの知覚に関係する神経（下歯槽神経）までの距離が近くなり、インプラントの埋め込みができません。この場合は下歯槽神経を下方移動させます。これは難しい手術です。

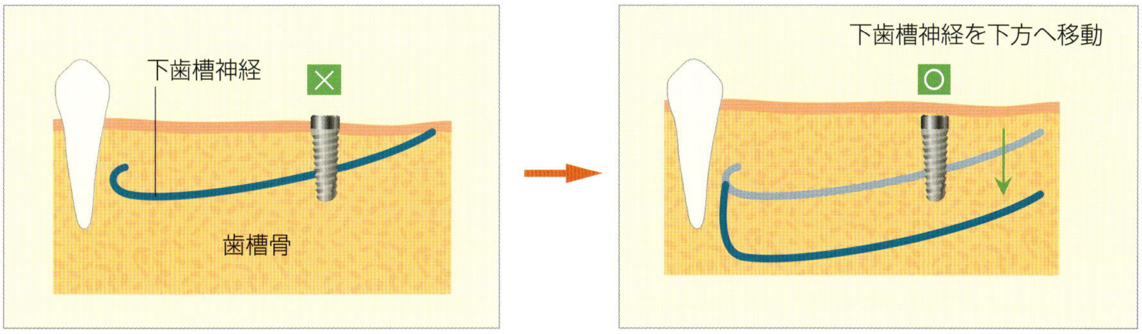

5 仮骨延長法（かこつえんちょうほう）

骨の量が不足している場合、今ある骨を切断し垂直方向に移動させ、移動して空白となった部分に骨を再生させる方法です。

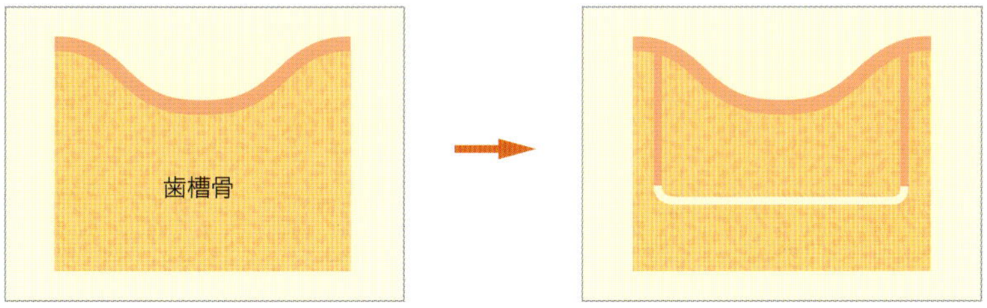

歯槽骨を分離する

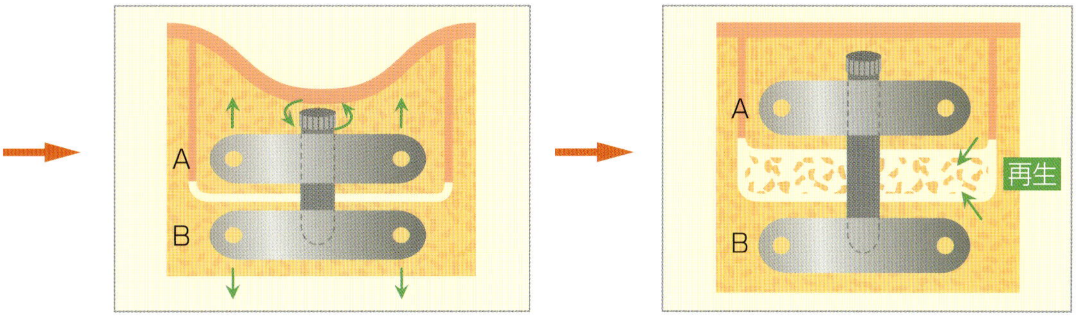

骨片を垂直方向に移動させる装置を埋める。患者さんが毎日ネジを回すことで、徐々にスペースができていく

約2週間でネジ回しを中止し、1週間後に装置をはずす。骨のないスペース（AとBの間）には骨が再生する

実際の症例

① 1歯欠損(1本だけ欠損している場合)

1. 上顎の一番奥の歯が1本ない場合

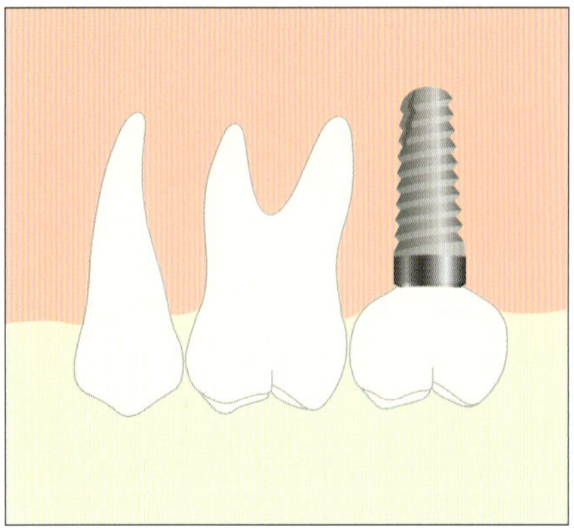

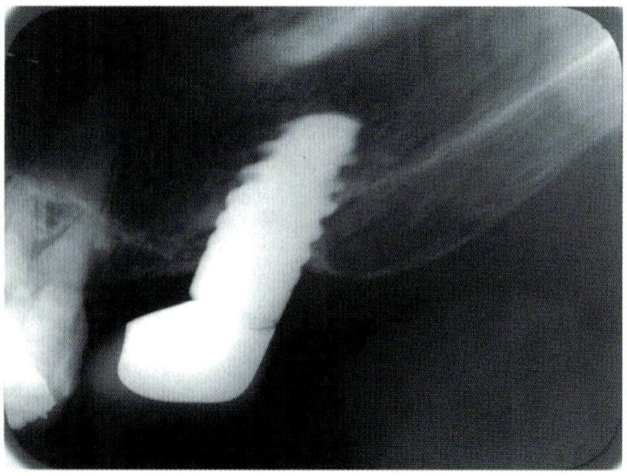

2. 下顎の一番奥の歯が1本ない場合

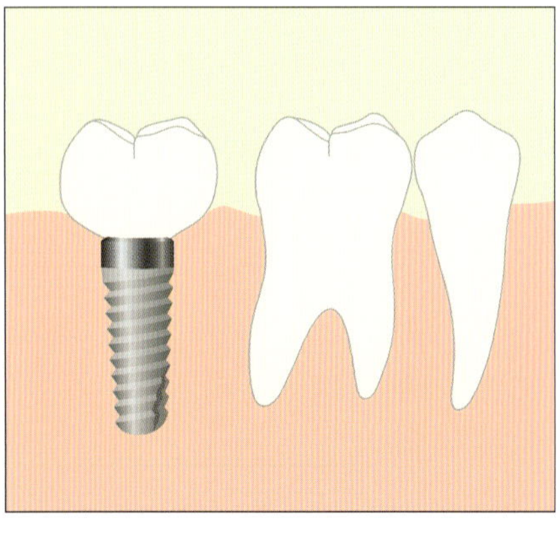

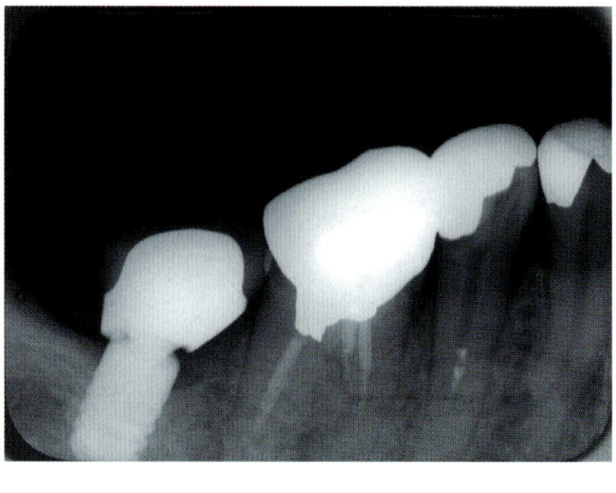

3. 前歯が１本ない場合

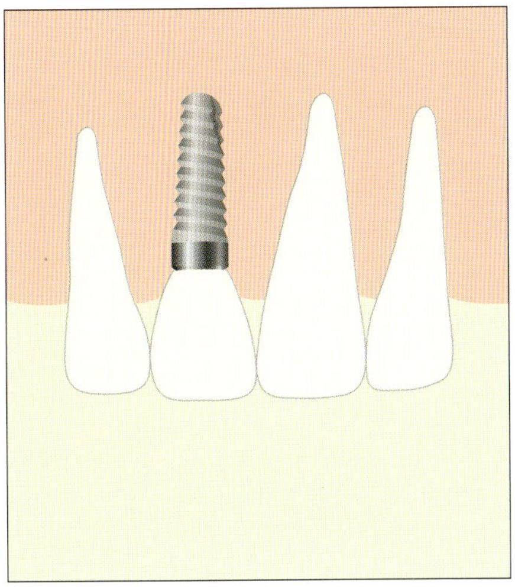

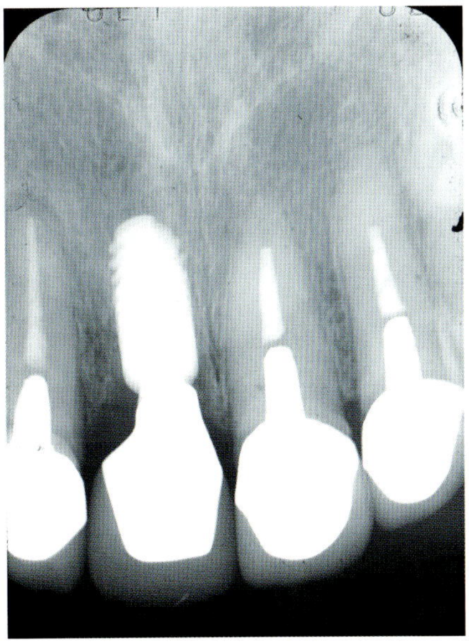

4. 奥歯の間が１本ない場合

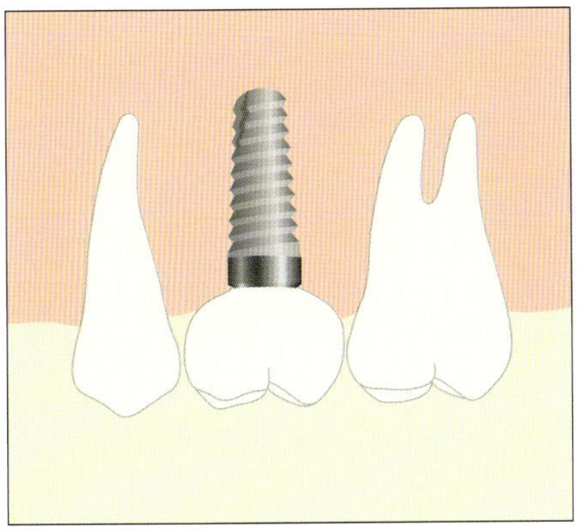

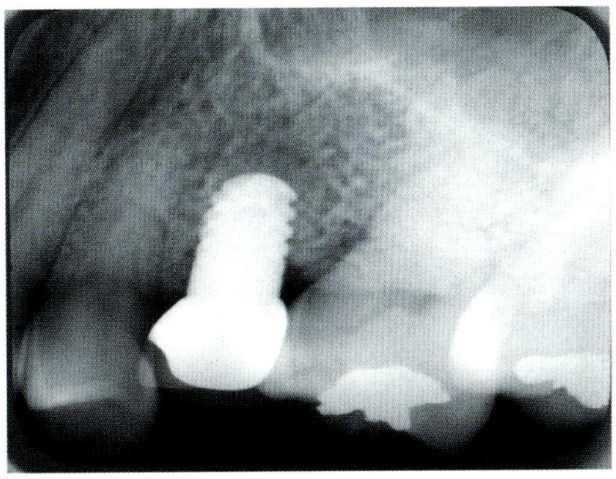

8

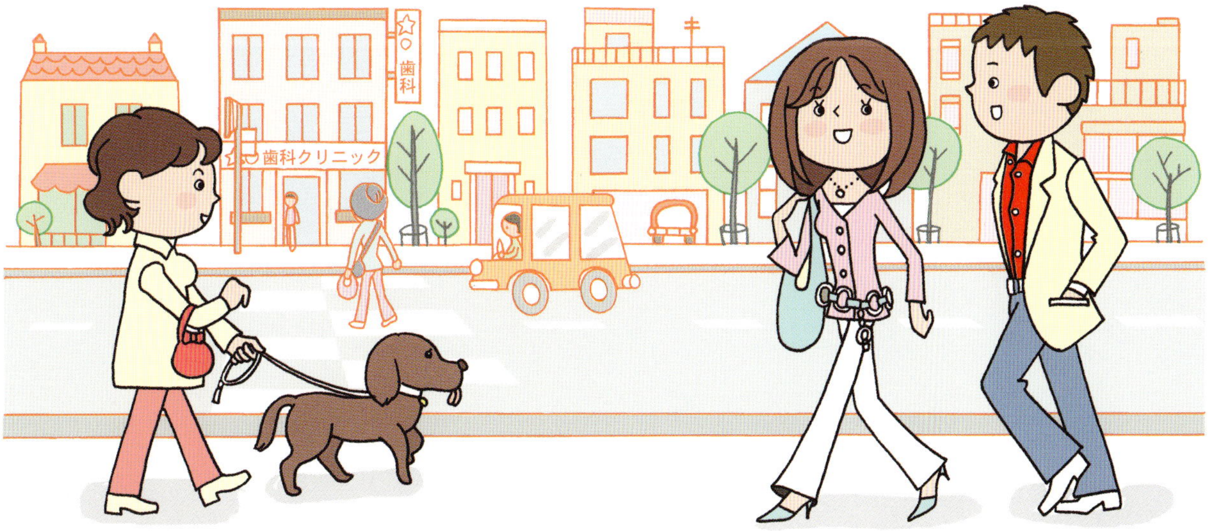

② 片側遊離端欠損（後方に自分の歯がない場合）

1. 上顎の奥歯が続けてない場合

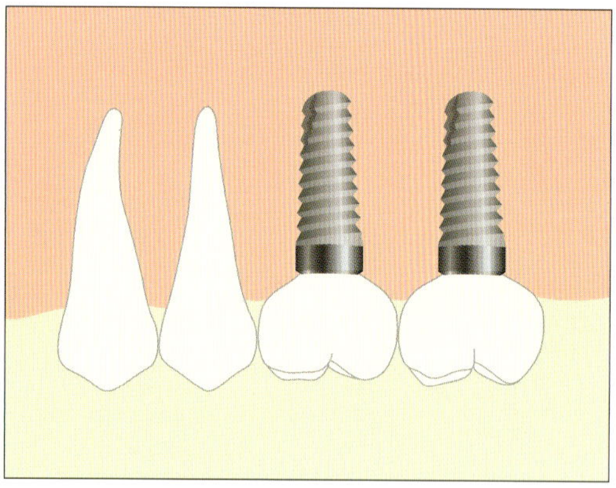

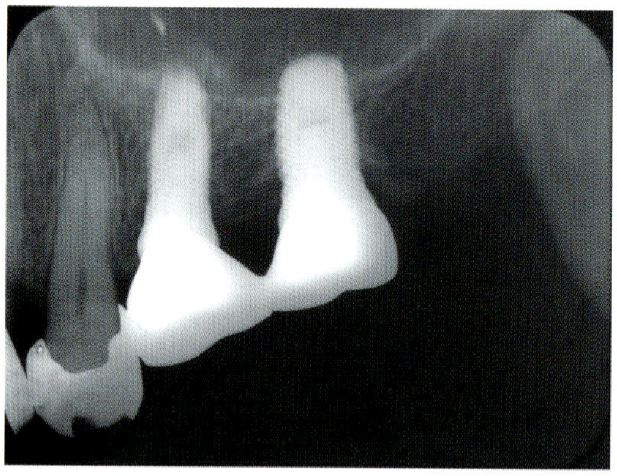

2. 下顎の奥歯が続けてない場合

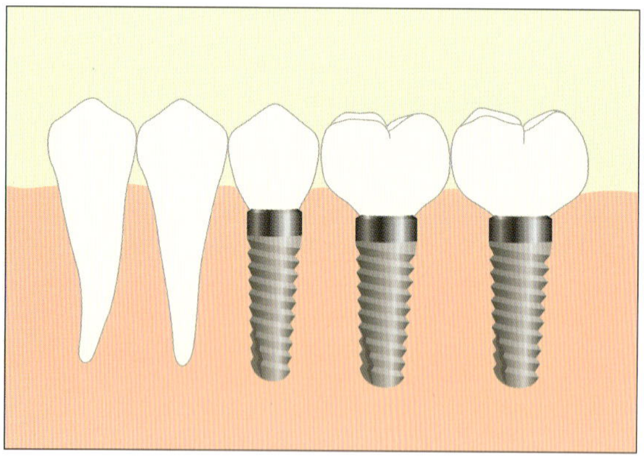

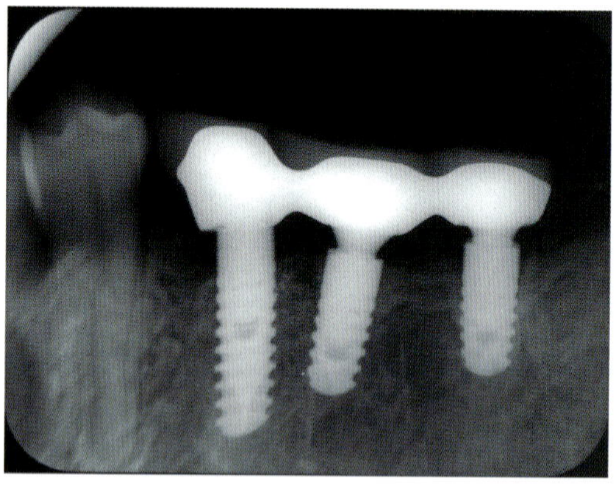

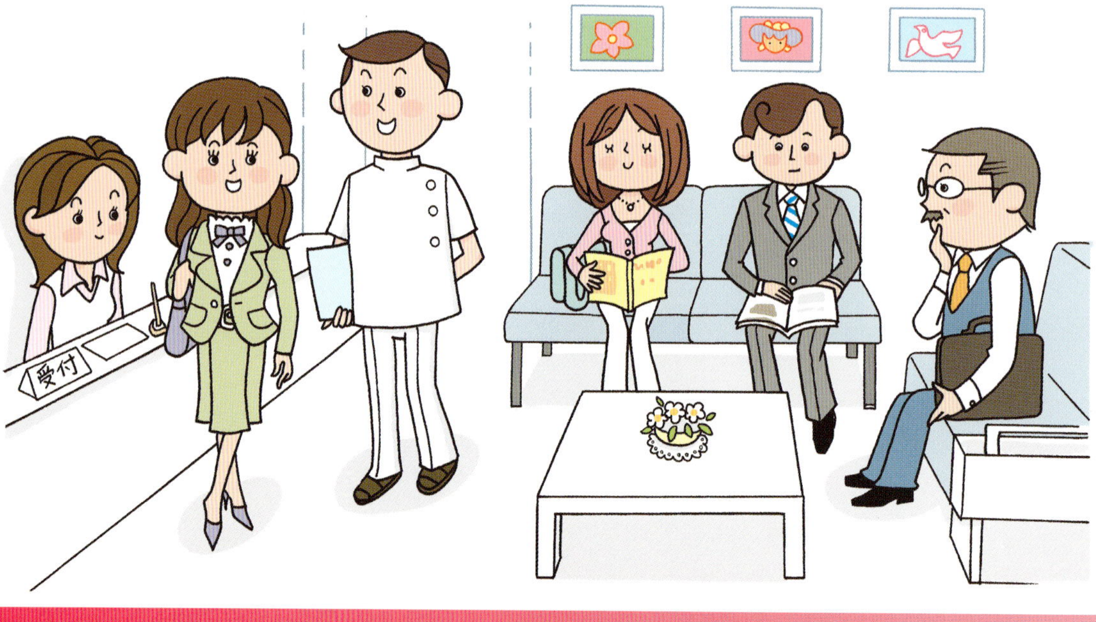

❸ 多数歯欠損（多くの歯がない場合）

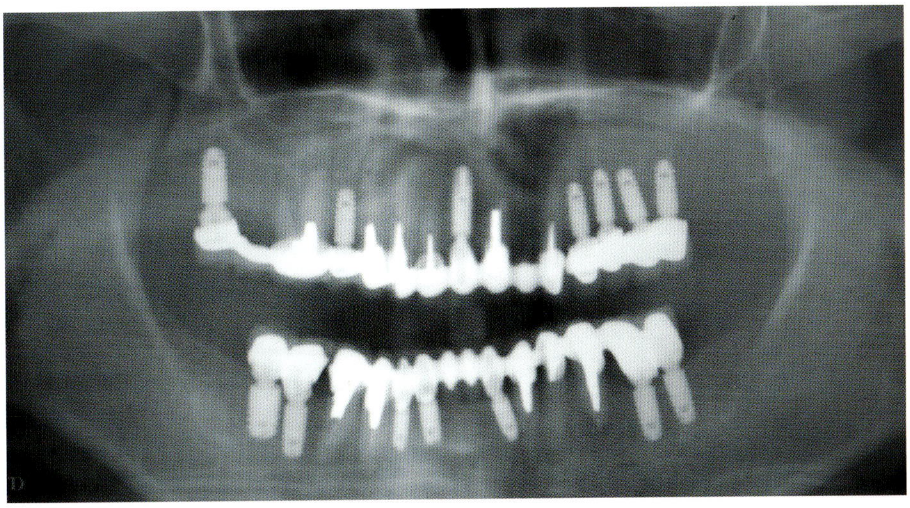

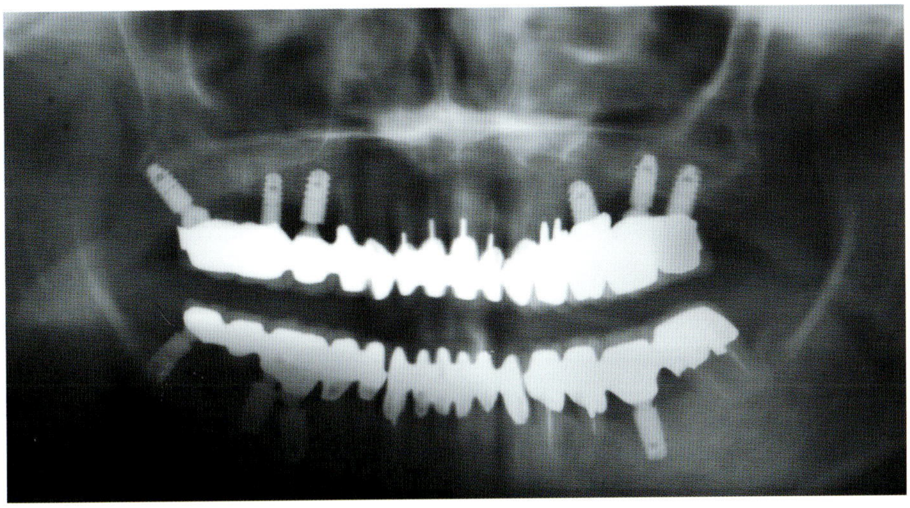

8

❹ 無歯顎（歯がすべてなくなった場合）

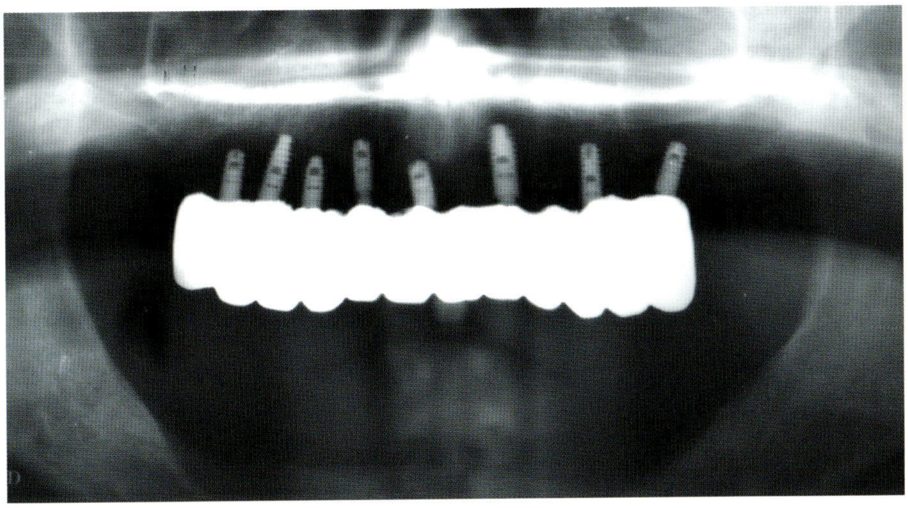

インプラントを入れた後の注意

お手入れの必要性

口腔内には多くの細菌が存在し、それが原因で歯周病やむし歯になります。インプラントが予後不良となる大きな要因は、むし歯や歯周病と同じで口腔清掃の不良です。したがって、インプラントを入れた場合は、特に念入りにお手入れをする必要があります。

お手入れの方法

方法は自分の歯と同じように行えば良いのですが、歯ブラシ、歯間ブラシ、フロス、ガーゼストリップスなどの清掃用具を用いて、インプラントの周囲を丁寧に磨いてください。また含嗽剤（うがい薬）を使用することも効果があります。

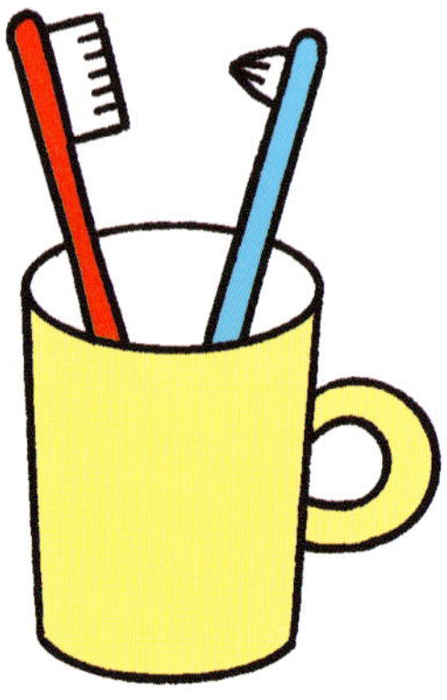

食事で注意すべきこと

普通の食事は全く問題ありませんが、インプラントの歯がしっかりしているからといって、硬いものを好んでかむことは、インプラントに負担をかけますのでやめましょう。チュウインガムのように長時間かんでいるものもよくありません。

定期的な健診

インプラントを入れた歯は、定期的にメインテナンスする必要があります。かみ合わせが変わっていないか、装着した歯がはずれていないか、歯肉の状態は正常かなどをチェックします。インプラント終了後は、1カ月目、3カ月目、半年目、1年目、以後毎年1回の定期健診が望まれます。また健診の時期でなくても、何か異常が生じた場合は、すぐに主治医に相談しましょう。

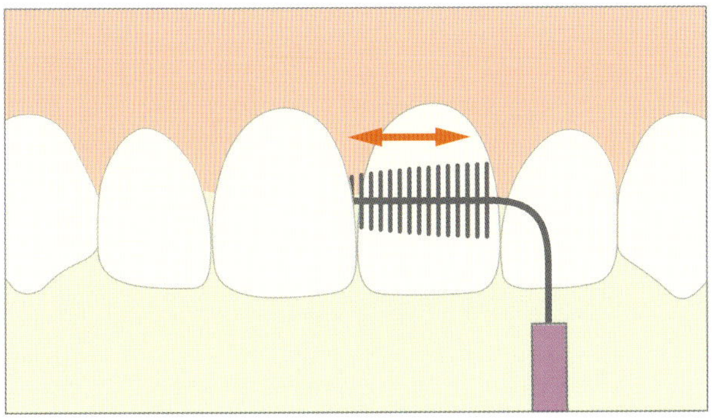

歯間ブラシを前方や側方からじょうずに入れて、歯やインプラントの間のよごれをとりましょう

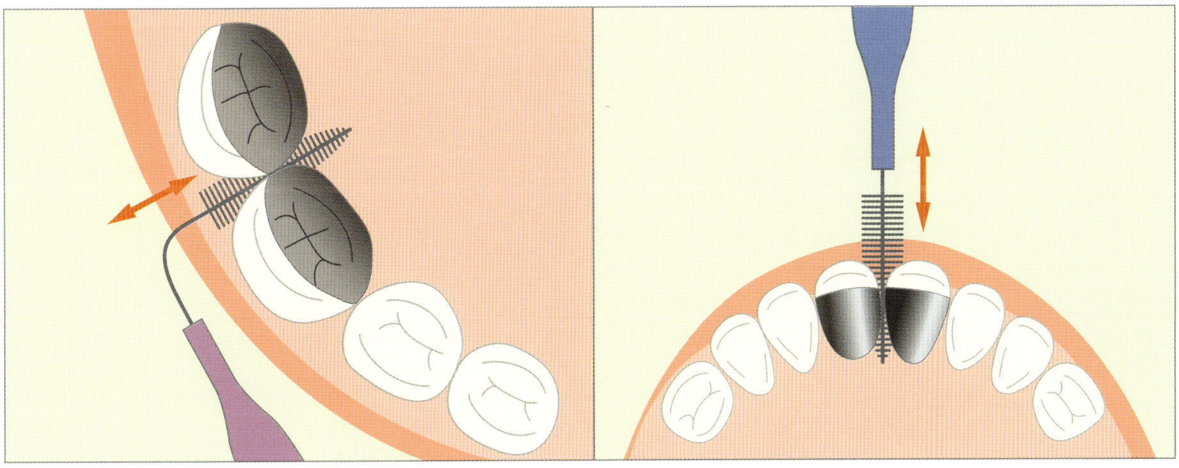

Q&A

Q1 インプラントの材料はチタンだけでしょうか？

A 体に安全な金属は現在ではチタンとされています。

インプラントは生体内に埋め込むため、生体内で安全・安定したものでなくてはなりません。歴史的には色々な材料が試されてきましたが、現在ではチタン金属が一番生体内で安全なものとされており、整形外科でも使用しています。

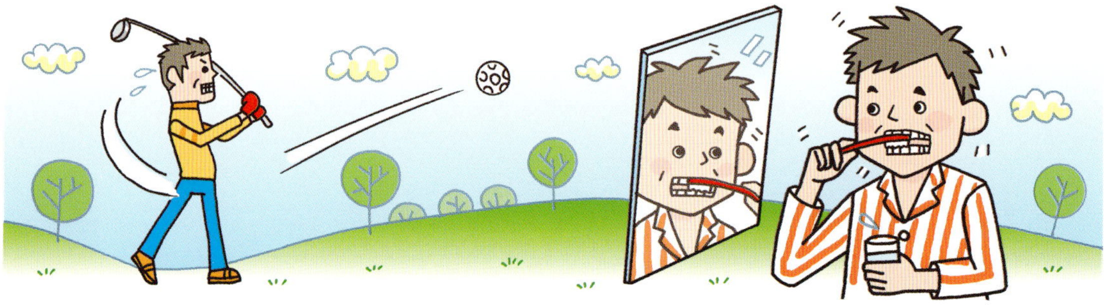

Q2 インプラントには幾つか種類があるのですか？

A 幾つか種類はありますが、歯根の形態をしたものが一番使われています。

インプラントの形は、歴史的に色々変遷してきました。以前は刀状のものなどの形態もありました。また素材としては、セラミックス(酸化アルミナ、ハイドロキシアパタイトなど)や金属(コバルトクロム合金など)が使用されていました。現在は歯根の形態(ルートフォームといいます)が一番良いとされています。またルートフォームでも、スクリュータイプ、シリンダータイプなどの形態があります。

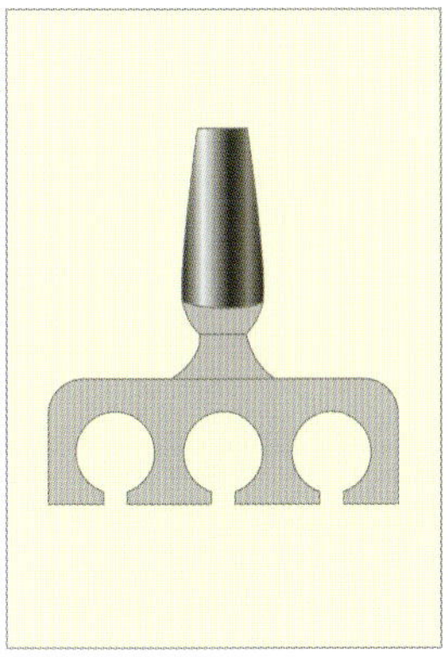

刃状タイプ (ブレード)

骨幅の狭い部分に用いることが可能な板状タイプです。破損や骨吸収が起きいやすいという欠点があるため、以前ほど使われなくなりました。

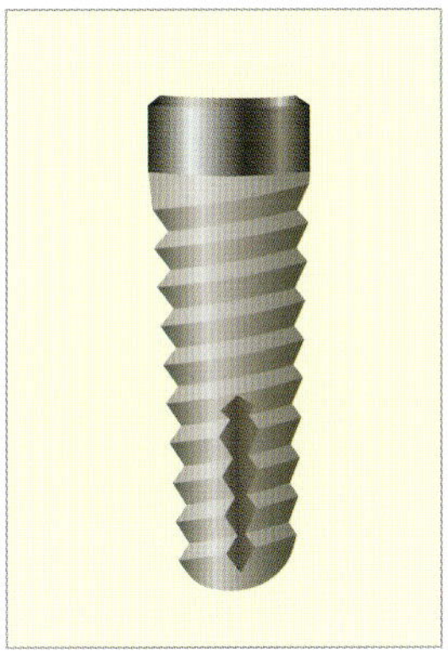

ルートフォーム (スクリュータイプ)

ネジのような形をしていて先端にいくほど細かくなります。埋め込む穴が小さく、かむ力も効率よく骨に伝わります。

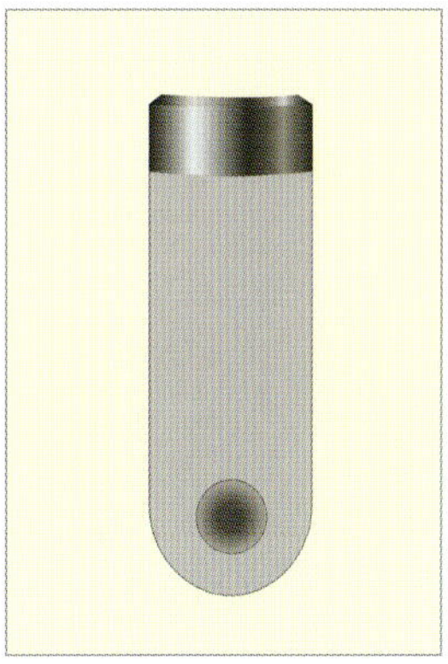

ルートフォーム (シリンダータイプ)

上部と下部が同じ形の円筒形です。現在の主流の1つです。

※現在はスクリュータイプとシリンダータイプが主流になっています。

Q3 日本で行えるルートフォームインプラントにはどんなシステムがありますか？

A 形・材質・術式の違いによって幾つかあります。

インプラントの形態（スクリュータイプとシリンダータイプ）、材質（純チタンとTi6A14V）、術式（１回法と２回法）などの違いによって幾つかあります。それぞれ一長一短がありますが、どれも安心して使用できます。現在以下のシステムなどが日本で行われています。

Brånemark,	ITI	POI	IMZ	Steri-oss	3 i	Calcitek	Astra	Screw-bent
AQB	Impla-med	IAT	Endopore	ジーシー	Ankylos	プラトン		

Q4 インプラントと移植はどう違うのでしょうか？

A インプラントは金属を移植は自分の組織を使います。

移植（トランスプラント）は、他人や動物あるいは自分の組織の一部を、必要な場所に移し変える方法です。例えば、自分の親知らずをそれ以外の場所に移動して、自分の歯として機能させることなどです。インプラントは金属を生体内に埋め込む方法です。

Q5 インプラントを行うには十分な骨の量が必要だと聞きましたが、骨の量をどのように調べるのでしょうか？

A 画像診断を行います。

骨の量を調べるために、標準Ｘ線撮影、パノラマＸ線撮影、ＣＴ撮影が行われます。通常は標準型やパノラマＸ線撮影で十分ですが、立体的な診断を必要とする場合は、ＣＴ撮影も行います。

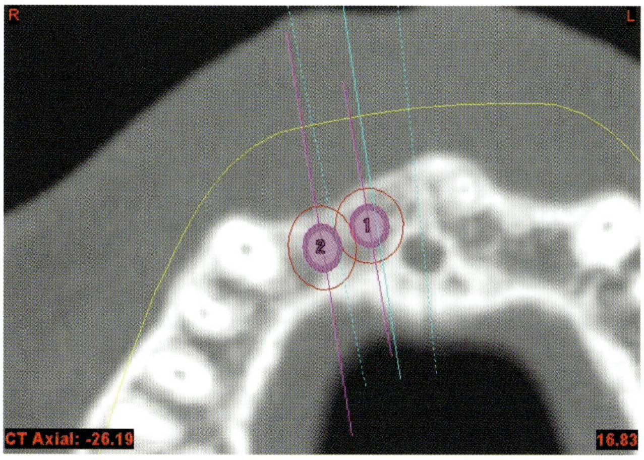

CTにより、骨のうすい部分と厚い部分がわかるので、インプラントを埋める安全な位置を探すことができます

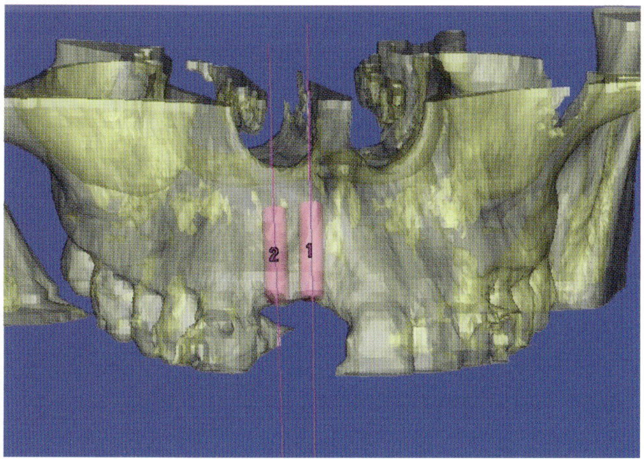

インプラントの埋め込みを、３次元的にシュミレーションした図です

Q6 歯医者さんにインプラント治療を勧められました。大丈夫なのか心配なのですが？

A 治療方法をきちんと理解できるように説明してもらってください。

治療を受ける時、現在の状態や具体的な治療法について、歯医者は説明する義務があります。これをインフォームドコンセントといいます。この説明だけでは良く理解できない場合や、心配がある場合は、別の歯医者に改めて相談することも重要なことです。これをセカンドオピニオンといいます。少しでも不安があれば、他の歯医者の意見も聞くべきでしょう。ただし、すべての歯科医がインプラントに熟知しているとは限りません。

Q7 インプラント手術には年齢制限がありますか？

A 患者さんの体力によります。が、若年者には向きません。

インプラント手術で入院は必要ありませんが、通常は抜歯より外科的侵襲(治療によるダメージ)が多いと考えられます。したがって患者さんの体力が極端に悪くなければ(免疫機能が低下していなければ)、特に年齢制限はありません。しかし歯槽骨の発育が完成していない若年者は、適応症ではありません。

Q8 インプラントをいれてすぐに歯をかぶせる方法があると聞きましたが？

A 早期負荷法があります。

通常のインプラント治療は数カ月かかりますが、インプラントを入れてすぐに歯をかぶせる早期負荷法（即時加重法ともいいます）もあります。
この方法は早期に咀嚼が回復できます。しかし2回法と比較してどのくらい効果があるかの検討がなされていないのが現状です。

Q9 1回法と2回法の違いを教えてください。

A 手術が1回か2回かの違いです。

1回法はフィクスチャーとアバトメントが一体となっていますので、2次手術は不要です。しかし骨が吸収している部位への埋め込みはできません。

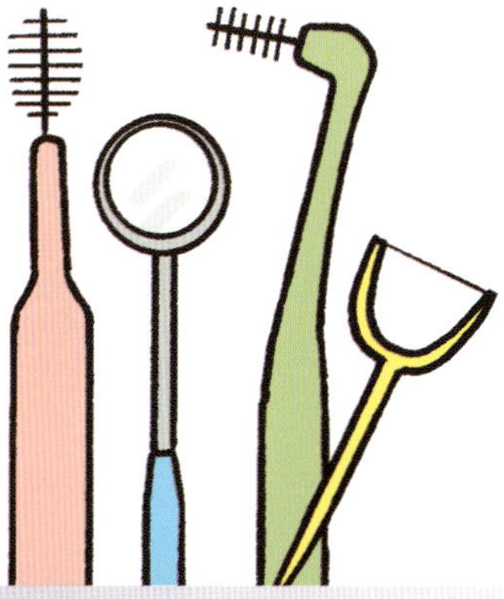

Q10 インプラントと自分の歯をつなげることができますか？

A ブリッジによりつなげることができます。

ブリッジによりつなげることは可能ですが、あまりおすすめはできません。現在では、インプラントと自分の歯をつなげることにより、自分の歯にダメージを与えると考えられています。しかし担当医の判断や、経済的な理由でつなげることもありますので、担当医によく相談してください。
下のＸ線写真は、インプラントを入れるべき部分の骨が薄く、かつ自分の歯がしっかりしていたので、つなげてブリッジにした例です。

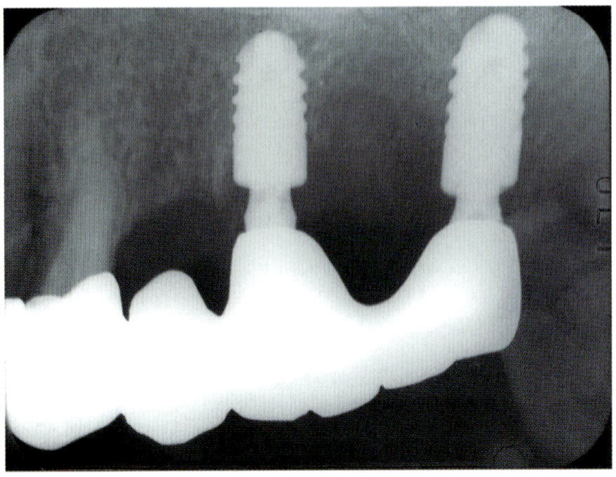

上顎の例

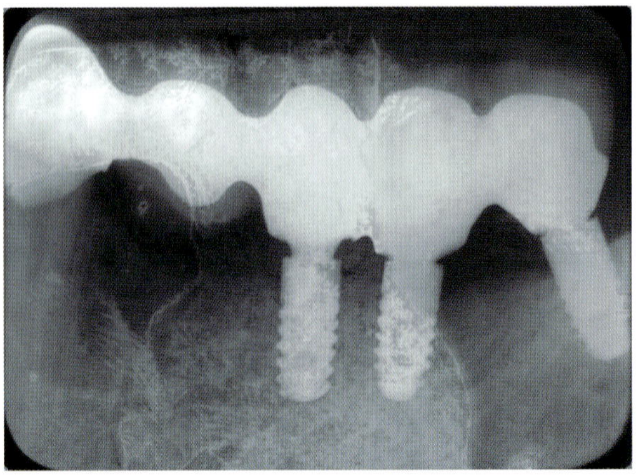

下顎の例

Q11 費用はどの位かかりますか？

A 保険の適用はできません。治療法などによって変わりますので、きちんと確認してください。

インプラント治療は健康保険の給付外ですから、全額自己負担になります。症例によって異なりますが、基本的には、インプラントの手術代(埋め込み)と上にかぶせる歯(クラウン)の代金の合計になります。手術代は歯科医院や病院によって異なりますが、1本20万円以上と考えてください。また、クラウンはかぶせる材料(金属にするのかセラミックスにするのかなど)によりますし、医院や病院によっても異なります。

Q12 インプラント手術を受けるには、禁忌症以外に注意すべき場合がありますか？

A 口の中に病気がある場合です。歯医者にきちんと見てもらうことです。

口腔内に疾患がある場合や、粘膜の治癒が行われていない抜歯直後は避けるべきです。
また喫煙は失敗率を高める可能性があるとされているので、注意が必要です。

Q13 インプラントの専門医を紹介していただけますか？

A 紹介する方法はありません。

日本にはインプラントを専門として標榜できるシステムはありません。しかしインプラント関連の団体が認定医を認証し、ある程度の技術を持っていると、認めるシステムはあります。また、HPで案内を出しているところなどもあり、どこで受診すれば良いのか迷うところですが、インプラント治療を受けた方の評判などを参考にするのが最良の方法と思われます。

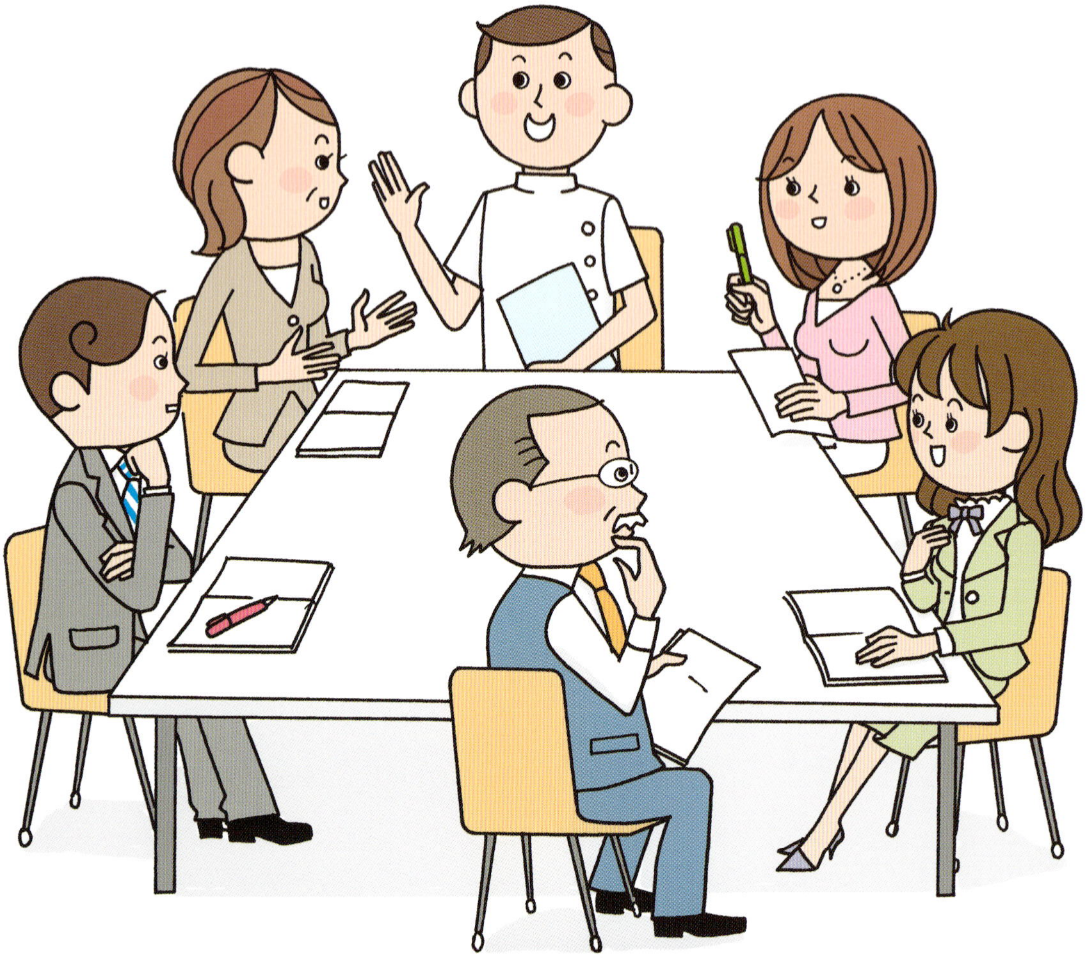

Q14 インプラント治療はすぐに開始できるのでしょうか？

A 口腔内の状態によります。

禁忌症がないからと言ってすぐに始められない場合もあります。例えば、むし歯や歯周病の処置、時には抜歯などの処置を事前に終わらせていなければなりません。また、口腔清掃を十分にできるようになることも前提条件となります。

Q15 インプラントがだめになったらどうなるのでしょうか？

A メインテナンスが悪いとだめになることもあります。撤去も可能です。

インプラント治療と言っても、永久なものではありません。手入れが悪かったり、乱暴にかんだり、大病を患ったりすれば、顎の骨も弱り、かぶせた歯も壊れます。しかし、通常の使い方で十分な口腔清掃を行っていれば、長く機能することができます。
もし、何らかの原因で、インプラントが動き出したり、抜けそうになってしまった場合は、残念ながらインプラントを撤去しなくてはなりません。この場合は、インプラントがグラグラしているので、撤去はきわめて簡単です。

付録

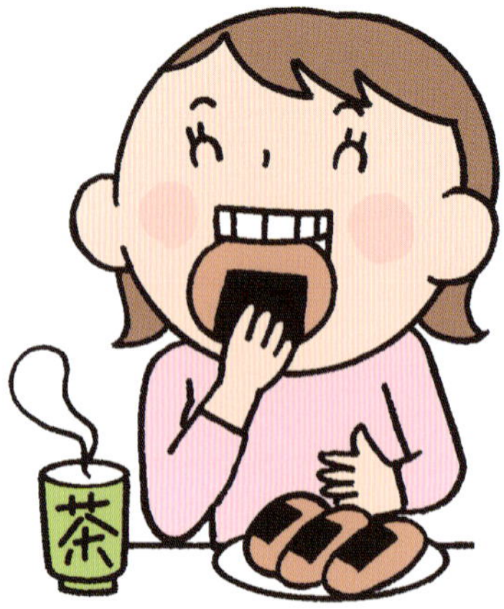

インプラントをすべきかどうかのチェックシート

1. 抜けている歯がありますか？ □ある
2. 入れ歯で良くかめますか？ □かめない
3. 入れ歯が気になりますか？ □なる
4. 入れ歯で発音がしにくいですか □はい
5. 入れ歯で味覚障害がありますか？ □ある
6. 入れ歯で嘔吐がありますか？ □ある

7	入れ歯はイヤだと思いますか？	□思う
8	入れ歯を入れると痛い所がありますか？	□ある
9	硬いものがかめますか？	□かめない
10	歯が動いていませんか？	□いる
11	口臭が気になりますか？	□なる
12	食事はおいしく食べられますか？	□いいえ
13	自分の歯を削りたくないですか？	□はい
14	重篤な全身的な疾患がありますか？	□ない
15	食いしばりや歯軋りはありませんか？	□ない
16	良く歯磨きをしますか？	□する

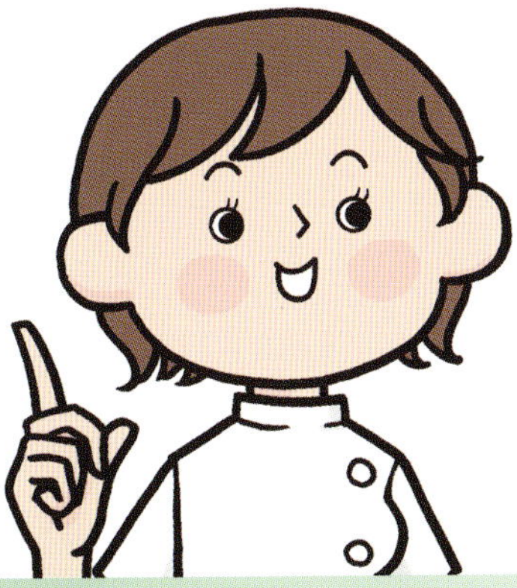

16の質問の答えのうち、
9つ以上あてはまる場合は
インプラントを検討してみ
て下さい

質問表（問診表）

以下11項目の質問事項は、インプラントの診察を受ける際に必要な情報ですので、ご記入にご協力お願いします。この情報は医師の守秘義務に基づき厳重に管理いたしますので、安心してご記入ください。解らない部分は空欄でも結構です。

氏名 ______________________ 性別 __________ 年齢 ________ 歳

職業 ______________________________

1. 現在医者にかかっており、治療中の病気のある方は以下に病院名等をお書きください。また、お薬を処方されている方はお薬の名前もお書きください。「お薬手帳」をお持ちの方は申告してください。

病院名 ____________________ 病院 ____________ 科 ____________ 先生

病名 ____

お薬 ____

2. 過去に以下の病気にかかったことがある方は○で囲んでください。

<心臓の病気・腎臓の病気・肝臓の病気・高血圧・喘息・糖尿病・神経症>

3. 細菌やウイルスによる感染症にかかったこと、または現在かかっている方は下記の中にあれば○で囲んでください。わからない方は不明を選んでください。

<肝炎ウイルス・エイズウイルス・結核菌・不明・かかったことはない>

4. 現在服用している市販のお薬があればお書きください。

市販薬 ____

5. 以下の体質にあてはまる場合には○で囲んでください。

<貧血・アトピー・アトピー以外のアレルギー（花粉・食べ物等）>

6. お薬（処方箋・市販薬）で下痢・吐き気・発疹などの異状な症状がでたことがある方はその時の症状も併せてお書きください。

症状 ____

7. 血が止まりにくいと感じたこと、あるいは指摘されたことがありますか？

<はい・いいえ>

8. 麻酔又は治療中に気分が悪くなったことはありますか？

<はい・いいえ>

9. 歯科治療について、以下のうち当てはまるものを○で囲んでください。

<非常に怖い・やや怖い・怖くない>

10. 現在、喫煙していますか？

<はい・いいえ>

11. ご家族の方で以下の病気にかかったことのある方がいらしたら○で囲んでください。

<アトピーなどのアレルギー・糖尿病・心臓の病気・肝臓の病気・その他>

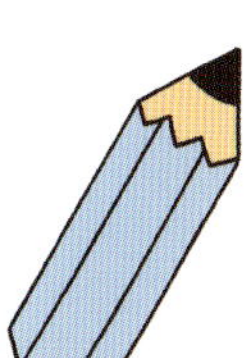

ご協力ありがとうございました。

おわりに

いかがでしたでしょうか。インプラント治療についてご理解いただけましたでしょうか？

近代インプラントは20世紀の中ごろから始まりました。それから今日までの約60年間に、インプラントの材料、デザインは試行錯誤を繰り返してきましたが、現在行われている方法は完成されたものと考えられています。すなわち、不幸にも歯を失ってしまった患者さんは、安心してインプラント治療を受けることができる時代になったということです。

しかし一方では、インプラントにまつわる問題も多く見られることも事実です。例えば、インプラントが長持ちしなかった理由は、インプラント治療の適応症でなかったり、歯科医師の技術が伴っていなかったりすることが考えられますが、それだけではなく、患者さんが乱暴に使用したり、手入れが不十分であったりする場合も考えられます。このような不快事項に至らないためには、まず患者さんが、インプラント治療を正しく理解することが重要であると考えます。その上で、信頼できる歯科医師を探して、相談するのが良いでしょう。受診を希望する場合は、先生に対して、自分の現在の状況を良く説明し、また、先生から納得のいくまで説明をしてもらうことが大切です。手術の方法、かぶせる歯の種類、治療期間、治療費などが了解できたら、手術に同意しましょう。先生と患者さんのこのような関係を、説明と同意（インフォームドコンセント）といい、今ではあらゆる治療の基本になっています。さらに、主治医の説明だけでは、理解できなかったり、疑問を持ったりする場合は、第三者の先生に意見を聞いてみることも、重要なことです。これをセカンドオピニオンといいます。

他の先生の意見を聞くことは、何か主治医に対して失礼ではないかと考える人もいますが、全く問題はありません。わからないこと、納得できないことはすべてクリアにしてから、インプラント治療を受けてください。そうでないと、以後の治療がうまくいきません。また、万一何か不快事項が生じても、必ず解決できることにつながると考えます。

著者は、約35年間にわたり、インプラント治療を行ってきましたが、その間多くの経験を積みました。この経験をもとに、これからインプラント治療を受けてみたいという患者さんのお役に立てばと思い、この本を執筆致しました。夢の治療法である口腔インプラントが、患者さんの生活の質（QOL）の向上に貢献できることを祈っております。

著者略歴

佐藤　毅
1971年　生まれ
1998年　東北大学歯学部卒業
　　　　東京医科歯科大学大学院修了（歯学博士）
現　在　埼玉医科大学病院歯科口腔外科勤務

佐藤 甫幸
1944年　生まれ
1971年　東京医科歯科大学歯学部卒業
　　　　歯学博士
現　在　東京都大田区にて開業

デザイン：吉田　和男
（有限会社カイ）
イラスト：赤沼　操
トレース：関　かおり

患者さんのためのインプラント ―インプラントの正しい知識―

2007年3月25日　第1版・第1刷発行

著　佐藤 甫幸・佐藤　毅
発行　財団法人　口腔保健協会

〒170-0003　東京都豊島区駒込1-43-9
振替 00130-6-9297　Tel.03-3947-8301(代)
Fax.03-3947-8073
http://www.kokuhoken.or.jp/

印刷・製本・三共グラフィック

乱丁、落丁の際はお取り替えいたします.

©Toshiyuki Sato, et al, 2007. Printed in Japan [検印廃止]

ISBN978-4-89605-227-5 C3047

本書の内容を無断で複写・複製・転写すると、著作権・出版権の侵害となる事がありますのでご注意ください.